アルツハイマー病になった母がみた世界

アルツハイマー病になった母がみた世界

ことすべて叶うこととは思わねど

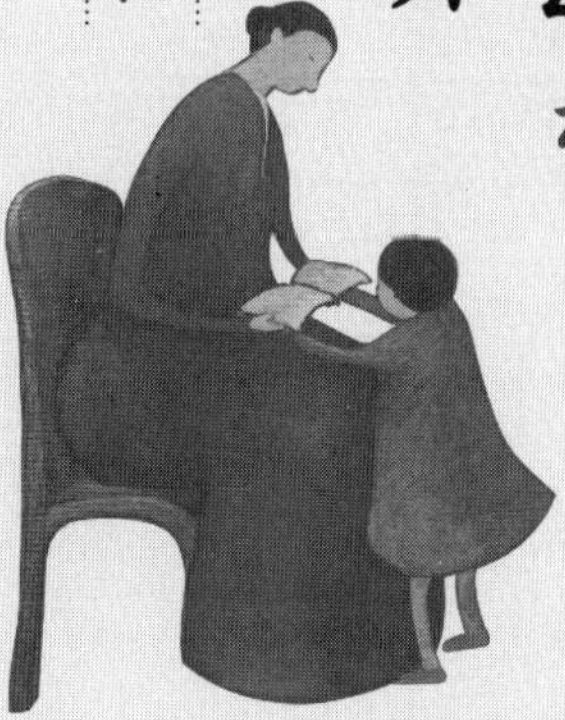

齋藤正彦
Masahiko Saito

岩波書店

まえがき

この本では、私の母の、六七歳から八七歳で亡くなるまでの、およそ二〇年間の日記を分析します。母は、亡くなる四年前、八三歳のときに、アルツハイマー病と診断されました。六七歳のときの日記から始めるのは、この年、初めて、自分のもの忘れに関する記載が日記に現れるからです。診断を受けた後、母の記す文章は、次第に日記としての記録性を失っていき、最後は、小さなノートに断片的に記載された文章だけが、母の思いを伝えています。この本のタイトルにある「ことすべて叶うこととは思わねど」は、和歌を生涯の友とした母が、人生の最後に作った「ことすべて叶うこととは思わねど己が歩みをますぐにゆかむ」という歌から採りました。この歌がどうやって生まれたかは本書の最後に書くつもりです。

母が自律を失っていく過程で、私たち家族は、母のそのとき、あるいはその後の生活について話し合うことが多くなりました。私を含めた三人の子ども、その配偶者の間を行きかった電子メールの文章には、母の認知症を前に困惑するそれぞれの思いが交錯しています。当時の母に関する記録としては、もう一つ、毎週二回、母の認知リハビリテーションをしに来てくれていた心理学の大学院生が、私たちのために書いてくれたレポートがあります。これらを、母が遺した断片的なメモと合わせてみれば、そこから母の最晩年の心と生活が浮かび上がってきます。日記を含め、この本で分析の対象とした文章はすべて、そのとき、その場で書かれた生の資料で、後から目的をもって回想されたものではありません。

私は、認知症を専門とする精神科医です。認知症によって自宅での生活が難しくなり、老人ホームに入居することになった母の荷物の整理を手伝っていた私は、母の本棚に並ぶたくさんの日記帳を譲り受けることにしました。認知症の専門医として、アルツハイマー病という診断を受けていた母が、日記に何を記していたのかを知りたかったのです。子どものころから「勉強のため」といえば大抵のことを許してくれた母は、このときも「研究のために」という私の願いに、一も二もなく自由に使えと応じてくれました。

この本を書こうと思い立った最初のきっかけは、認知症の専門医としての興味です。私が大学を卒業した一九八〇年当時の精神医学の教科書には、アルツハイマー病の患者は自分のもの忘れを自覚しないと書かれていました。しかし、その後四〇年間の臨床医としての経験を経て、私は、こういう見方は正しくないと思うようになりました。自分の精神機能、認知機能に異常が起こったことを自分で感じ、不安を覚えない人などいるでしょうか。認知症に限らず、精神科医は精神機能の異常を客観的にとらえようとし、患者がそれを認めないと病気を正しく認識していないと考えます。

患者は、医師が外部から観察して、客観的に記載した症状を認識することはできないかもしれませんが、精神科医は、認知機能や精神の異常に戸惑い、不安を抱く患者の主観的な症状に理解が及びません。医師が観察し、記述する症状だけが精神症状ではありません。患者自身が感じる主観的な症状にこそ、精神科医は注意を払うべきだと、今、私は思っています。私は、母の日記の分析によって、認知症になった高齢者が、自分の病態を自覚しないという精神医学の迷信を打破し、患者の主観的な苦しみに、私たちはいかに無頓着で無理解なのかということを示したいと思います。それは、専門職ばかりでなく、「認知症」という状態が誰にでも起こりうる超高齢社会を生きる人々にとって示唆に富むものだと考えるからです。

私の母は、子どものころから文学に親しみ、文章を書くことが得意でした。母は、ここで取り上げた二〇年よりずっと長く日記をつけ続けており、ここで分析する日記はその流れの中にあります。何かの意図をもって他人に読ませるために書かれたものではありません。私は、精神科医として、母という一人の高齢者が、自身の認知機能の低下と、それによって生じる不都合をどのように認識し、どのように対処しようとするのかを分析したいと思います。

母の認知機能の低下が徐々に深まり、やがて覆うべくもない現実として私たち息子や娘の前に立ち現れた時期、私たちは、母の力になりたいと思いながらも、自分の生活に足を取られて疲弊し、右往左往し、家族の心の動揺もまた、母の最期のときまで静まることはありませんでした。今から思えば私たちの心配と母の不安とは最後までかみ合っていなかったような気がします。この本の後半では、母の介護をめぐって、私たち子どもの間を行きかった電子メールや、私自身の日記を分析の俎上に載せようと思います。そこに現れる私たちの葛藤、母の心とのすれ違いは、日記を書き続けた特殊な患者と、認知症の専門医だった息子の物語ではなく、現代日本の高齢者を抱える家族にとって普遍的な出来事なのだと思います。

この本のもう一つの意味は、日記の分析を始める前から私の頭の中にあったものではなく、むしろ、母の日記を読み進むうちに考えるようになったことです。それは、これが、母の言葉を借りて描き出された同時代史だということです。これは、大正の終わりに生まれ、昭和の初めに幼少期を過ごし、第二次世界大戦に青春時代を翻弄され、敗戦後間もなく結婚した後は、ひたすら夫に仕え、三人の子どもたちの養育を何より大事にしてきた一人の平凡な女性が、夫を亡くした後の二十余年を生きた記録です。もちろん、母の日記は極めて個人的な記録に過ぎず、母のような、市井の一老人の周辺に起こる出来事は、世の中の大勢とは直接関わりがないように見えます。しかし、母が自ら語ったライフヒストリーを縦糸に、母が遺した日記に記された日常の出来事や、老いゆく母の周辺で右往左往する私たち家族のリアルタイムな思いを横糸として、改めて一枚のタペストリーに織り直してみれば、そこに現れる物語は、母の個人的な記録であると同時に、母が生きた時代を生き生きと描き出す絵巻物のようでもありました。私は、母の日記を読みながら、平成が終わり、昭和が遠くなりつつある今日、戦争の時代を生き、敗戦後の日本を歩んだ市井の人の老いの物語を記録することには、精神医学的な価値とは別の意味があると思うようになりました。

私が、母の日記を読み始めたのは母が亡くなってから数年を経た後でした。最初に書いたとおり、私に、一八冊の手書きの日記帳と、文字も文意も判然としないメモが連なるノート、たくさんのメールや添付された膨大なファイルを読ませ、分析したいと思わせたものは、老年精神医学者としての私の野心です。アルツハイマー病と診断される一〇年以上前から日記に記された出来事を精神医学的に分析することは、精神医学の分野ではとても斬新な研究になると思ったからです。実際、日記を読み始めて数年したころ、私は、専門医を対象にした講演で何度か認知症になってからの母の心の軌跡について論じました。それは、期待どおりの反響を呼びましたが、いざ、それを専門誌に投稿するための論文にまとめようとするプロセスで、私は、この物語を、医学や介護の専門家だけではなく、社会に暮らす普通の方々に読んでいただきたいと思うようになりました。

この本を書くために、さらに、数年の年月が流れました。この「まえがき」を書いているのは、母が亡くなって一一年目の夏です。学術雑誌には定められたスタイルというものがあり、私自身、四〇年にわたってそのスタイルになじんできたので、これを学術論文にするならこんなに時間を要することはなかったでしょう。さらに、学術論文は読者がどういう人なのかがあらかじめわかっており、私の場合は、自分と同じ老年精神医学や認知症の専門医、あるいはそれを目指す人たちです。相手の顔が見えていれば自分の意思を伝えることは容易です。しかし、顔の見えない一般読者のための文章を書くという作業は、私にとってはとても大変なことでした。書き終わった今でも、本当に読んでいただく価値のある文章ができたのかどうか自信がありません。あとは、読者の皆様の評価に委ねるほかありません。

最後に、もう一つだけ、おことわりしておくべきことがあります。すでに述べたとおり、この本の重要なテーマは、アルツハイマー型認知症と診断された一人の女性が、損なわれた認知機能を通じて外界をどのように眺め、どのように感じていたかを探るということなのです。この本は、認知症を理解するためのハウツー本ではありません。読者の皆様には、母の日記を「アルツハイマー病になった人」の日記、として、言葉の中に病気の兆しを探るような読み方をしないでいただきたいと思うのです。「母の日記と生活」には、事態の推移を理解するために必要な最小限の精神医学的解説を記し、その後に「認知症とは何か」でまとめて認知症に関する総合的な解説をしてあります。まずは、母の日記を何の先入観も持たないで読んでいただきたいと思います。

目　次

目　次

母の生涯

日記の分析に入る前に、母の生涯をたどってみようと思います。母がどんな人であったのかは、母の日記を分析するうえでとても重要なことだからです。母はアルツハイマー病にかかりましたが、「アルツハイマー病の人」とか、「認知症の人」であったわけではありません。アルツハイマー病になっても、認知症の症状が明らかになっても、母は、齋藤玲子という一人の女性でした。そのことをわかっていただくことは、息子としても、精神科医としてもとても重要なことなので、しばらく、お付き合いいただきたいと思います。

父の死後三年になる一九九一(平成三)年、母は『おいたち』と題する文章を書きました。この文章は、この後、母が死ぬまで続ける死出の旅路に向かう準備の始まりでした。目的は、子どもたちに遺す自分の生涯の記録です。そのため、私のきょうだいが生まれたところで年代記は終わっています。これとは別に、認知機能の低下がすでに明らかになっていた二〇〇七(平成一九)年、母が、高齢者の心理学を研究する二人の大学院生のリードで行ったライフレビューの記録があります。ライフレビューというのは、自分の人生を振り返ってその意義を考える高齢者のための心理療法です。「お父さんについて思い出すこと、知っていることを書いてください。生年月日、没年、どういう家の人であったか、どういう仕事をしていたのか、どんなお父さんだったのか、思い出せることを箇条書きにしてみてください」という第一問から、「育った家のご近所、幼稚園や小学校に通う道筋の地図を作ってください。思い出せることを書き込んでください。お向かいのおうち、お隣にはどんな方が住んでいたのでしょう」という第一一問まで、それぞれ、A4判の罫線紙の一番上に課題を書き、母が一人で思い出すことをメモします。一一問の質問は私が作りました。ライフレビューを実施してくれたのは、当時、東京学芸大学の大学院で高齢者の心理を勉強していた紫藤恵美さんと、相沢亜由美さん(いずれも旧姓)です。二人は週に二回、交代で母を訪れ、私が作った質問票に母自身が書き込んだメモを見ながら話をし、このころはすでに、長い文章をまとめる力を失っていた母の代わりに文章や地図にしました。お二人が作ってくれた母が子ども時代を暮らした場所の地図は、アルツハイマー病が進行し、母の話がますますまとまりを欠くようになった後でも、私たちが母の話を理解するためにとても大事な手がかりになりました。これ以降の記述は、これら二つの文章によっています。母は、このセッションをとても楽しみにしていました。

母の両親

母は、一九二四(大正一三)年五月一七日、父、森岡保喜《やすき》、母、壽美《すみ》の間に生まれました。上には母親の違う兄二人、姉二人、それに同じ母親から生まれた姉一人がありました。母の父親、すなわち、私の母方の祖父は、一八七五(明治八)年、土佐藩士、大高坂《おおだかさ》家の分家の次男として生まれましたが、長男が放蕩して家が傾いたため、次男であった祖父が家を担うことになりました。

東京に出てくる途中、一時、神戸に住んだ時期があって、この折、ロシア正教に入信し、生涯その信仰を貫きました。淡路島出身の女性と神戸で結婚し、四人の子をもうけますが、その妻に先立たれた後、亡妻の妹であった壽美と再婚しました。これが私の母方祖母に当たります。祖父は警視庁に奉職し、苦学して中央大学を卒業します。その後、東京市の吏員となり、赤坂区長として定年を迎えました。

母の出生、五歳にして生母を亡くす

母の自分史は、自分の母親とのわずかに残る記憶から始まります。

「その夜、壁には正聲《まさな》兄がラシャ紙を切り抜いて作った礼拝に向かうラクダに乗った三博士の影絵が貼られていた。私は母の膝の上に抱かれて座っていた。兄や姉が、寛子姉〔長姉〕が弾くオルガンを囲み、家族揃って『もろびとこぞりて』を合唱した(略)。この時、母の膝に乗っていた感触が、今でも、あの部屋のあのあたりで、と思い出される。この翌年の春、母は急性肺炎で亡くなることになるのだが……」

母方祖母が亡くなるのは、一九二九(昭和四)年九月六日だったので、その前の年のクリスマスイブなら、母はまだ四歳ですから、母が書いているエピソードが本当の記憶なのか、あとから人の話で脚色された記憶なのかははっきりしません。しかし、母によれば、このクリスマスイブのエピソードが生涯の最初の記憶であり、自分の母親の元気な姿に関するたった一つの記憶なのです。母の記憶はその九か月後に飛びます。

「ある日突然、母が病気になった。入院のため担架で運び出された。全く急な出来事だった。家の外には、近所の人が群れ集まっていていてとてもついて行けない。私はとっさに二階に駆け上がり、ベランダの手すりによじ登って担ぎ出されていく母の姿を見送った。黙って一人で泣いていた。その日の夕方、お手伝いのつやちゃんに手を引かれて日赤病院にお別れに行った。広い病室に一つ置かれたベッドに、母は横たわっていた。怖くて体を硬くして後ずさりする私を追っていた母の視線が思い出される」。母方祖母は、その日のうちに亡くなりました。

翌一九三〇(昭和五)年、母は幼稚園を卒業して小学校に入学し、この前後に、祖父は新しい妻を迎えます。しかしながら、この義母との生活は、幼かった母だけでなく、すでに大学生だった長男以下すべての子どもたちにとって、あまり幸福なものではなかったようです。

「化粧した顔を近づけてキスをされると、逃げ出したくなるのを、子どもながらに父の立場を考えて目をつむって我慢した」と、母は書いています。

一二歳、父を失う

母が小学校四年生のとき、祖父が官吏を引退しました。それからしばらくの間は、母にとって幸せな時期でした。再び、母の回想です。

「父は漢詩を好み、自ら吟じていた。座敷に長いフェルトを広げ、奉書に漢詩を清書するときは、大きな硯に一杯の墨をすらされたのを思い出す。有栖川宮公園の散歩にお供すると、父は自作の漢詩を口ずさみながら歩く。私は父の散歩のお供が大好きだった。日曜日には四谷左門町の教会までお供する。帰りには外苑をまわって青年館でサンドイッチやチキンライスで昼食、遊園地で遊び、青山墓地を抜けて麻布まで歩いて帰った。父を独占できる時間だった。父は物静かな人だった」

しかし、こうした幸福な時間は長く続きませんでした。母が小学校六年生だった一九三五(昭和一〇)年の暮れ、その父親が病の床につき、明けて一九三六(昭和一一)年一月五日、日赤病院で胃がんのために他界したからです。父親の死後、子どもたちとそりが合わなかった義母は家を離れ、結局、母は小学校六年生で両親を失いました。この後、青山学院高等女学部を経て、一九四五(昭和二〇)年、終戦の年に東京女子大学国語専攻部を繰り上げ卒業するまで、母は、兄や姉たちに見守られて育つことになりました。

二二歳、次兄のシベリア抑留死

幼いころに両親を失った母が、次に体験したのは次兄、私にとっては伯父にあたる正聲のシベリア抑留死でした。父親代わりだった長兄と比べて、母にとって、とても親密な存在だったのだろうと思います。伯父は、京都帝国大学を卒業して農林省に勤務していました。母のアルバムに残る、乗馬の試合で障害を越えようとする伯父の写真には、母のあこがれがにじんでいるように見えます。もちろん、母は自分では乗馬などしたことはないのに、文字どおり、見てきたように馬の話をしていました。後に、大学に入った娘が乗馬を始めたとき、母はそれをことのほか喜びました。

さて、伯父は、三〇歳を過ぎていましたが、戦局の悪化に伴い、終戦間際の一九四五(昭和二〇)年正月に召集を受け、まもなく中国大陸に出征しました。日本から大陸に送られた最後の部隊で、ほとんど戦争をしないまま終戦を迎え、そのまま、南下してきたソ連の捕虜となってシベリアに送られました。しばらくの間、伯父の行方は知れませんでしたが、戦後数年して抑留二年目に死亡したことが伝えられました。しかし、母は、その後も、伯父の消息をたずねてシベリア帰りの人たちから情報を集め続けました。一九五二(昭和二七)年生まれの私が記憶しているのですから、少なくとも私が五、六歳になっていた一九五〇年代の終わりごろまで、私の家には、ときどき、伯父の消息を知っているというシベリア帰りの人たちが訪ねてきました。捕虜になるまで、伯父の馬の世話をしていたという人は、部隊ごと捕虜になってから、収容所に送られるまでの期間の伯父の様子を子細に語ってくれました。私の父は、こういう人たちがやってきて、ときには家族づれでわが家に逗留することを拒みませんでした。父によれば、その大半は母の必死な気持ちにつけ込んだ、騙《かた》りのたぐいだったのですが。自分も南方で捕虜生活を送った経験のある父は、終戦間際、すでに絶望的な戦局を見越した植民地の高級官吏や軍の高官たちが自分の家族を内地に避難させ始めていた満州に、まったく無意味に派兵され、ソビエトの捕虜になり、奴隷のような苦役を強要されて極北の地で死んでいった義兄の、不条理としかいいようのない死に対する母の悲しみへの共感があったのだろうと思います。

さて、話が少し前後しますが、私の母は姉たちが嫁ぎ、兄たちもいなくなった自宅を出て、終戦まで杉並にあった東京女子大学の寮で暮らしていました。終戦直後、混乱する東京を避けて旧制山口高校の教授だった長兄をたよって山口に移り、そこで一年間過ごしました。その間、山口のカトリック教会で、スペイン人のルイズ神父、アルペ神父、ビスカラ神父と出会い、教えを受けて生家の信仰であった正教会からカトリックの信仰に転じました。「新しい人生が始まった。山口で人生の果実を収穫した」と母は回想しています。この三人の神父様は、さまざまな形でその後もずっと母の生活を支えてくださいました。アルペ神父様は後に、イエズス会の総長として世界のカトリック教会のために力を尽くされました。ビスカラ神父様は、何度か船橋の家にも遊びに来てくださいました。日本を離れてフィリピンに赴任した後に届いた、「また、日本に帰って玲子さんの家のカキを食べたいよーお」というクリスマスカードを母はうれしそうに見せてくれました。「アルペ神父様は真面目で立派な方だけど、ビスカラ神父様はおっちょこちょいだから出世できないのよ」という母の笑顔をなぜだか今も覚えています。母の信仰を支えてくださったのは、秀才のアルペ神父様ではなく、落ちこぼれのビスカラ神父様でした。

二四歳、結婚、二八歳、長女の夭逝

その後、東京に戻った母は一九四八(昭和二三)年一二月、私の父・菊夫と結婚し、一九四九(昭和二四)年一一月に最初の子ども、私の姉、恭子を出産しました。続いて一九五二(昭和二七)年四月、長男である私が生まれたのですが、それからわずか三か月の後、恭子姉がチフスで夭逝しました。
　恭子姉の死は、母だけでなく父の心にも、もしかしたら二人の関係にも、ずっと大きな影を落としていたのではないかと思います。千葉県の船橋市に住みながら、結婚後も母校東京女子大学や青山学院と関係を絶やさずにいた母でしたが、これをきっかけに、船橋に引きこもるようになりました。恭子姉のことを、私は、母の部屋の壁に掛けられた写真で知っていますし、子どものころから、それが誰であるのか、どんな子どもだったのかを母から断片的に聞くことはありました。しかし、父が恭子姉の話をするのを聞いたことはただの一度もなく、母の部屋の外で、恭子姉の写真やその名残を見ることは一度もありませんでした。写真が趣味で、父は私たちの写真をたくさん残してくれました。ところが、私の最初のアルバムに貼られた私が姉と一緒に写っている一、二枚の写真と、母の部屋に飾られた額縁に入った写真を除けば、恭子姉の写真は一枚もありませんでした。母の話では、それまで母と一緒に教会に通っていた父は、恭子姉の死後、教会との関係を絶ちました。母の信仰を妨げるようなことはしませんでしたが、自分自身は、死の直前まで、教会にも信仰にもまったく関心を示しませんでした。母は恭子姉の思い出を抱きしめ、父はその思い出を心の奥底に封印して過ごしてきたように思います。

　三十年箪笥に秘むる子の絵本小さき指のあとも遺れり

三人の子の母として、妻として

一九五四(昭和二九)年には、私の弟である次男の陽彦《あきひこ》、一九五八(昭和三三)年には、次女のみどりが生まれました。それからは、私たち三人の子育てと父の世話が、母の生活のすべてだったといっても過言ではありません。父は、自宅で歯科医院を開業していましたが、食事の時間に神経質で、昼食は一二時、その後一時間昼寝をして午後の仕事、午後六時には仕事を終えて夕食、という日課を崩すことはありませんでした。しかも、父は、食事の時刻に母がいないというのが嫌だったようで、お手伝いさんが用意した食事を母抜きで食べることは、ほとんどありませんでした。母にとって、これは非常に大変なことでした。私が育った家は千葉県の船橋市にありますが、母の付き合いや個人的関心事の多くは、母がそこで育ち、そこで学んだ東京にありました。一二時に昼食、午後六時に夕食という父のスケジュールに合わせるために、母の生活は大きな制約を受けました。交通の便が今ほどよくなかった当時、父の食事の時間を外して東京に出て用事を済ませる、ということは、現実的にはほとんど不可能でした。

母が父をおいて外出する、というのは特別なイベントでしたから、私の記憶に、とても鮮明に残っています。それは、年に何回か、水町京子先生が主催する短歌の会に出席する日と、一年に一度、東京女子大で開かれる同窓会を兼ねたガーデンパーティの日です。母は外出するとき、いつも、私たちきょうだいを連れていきました。昔の話なので、わが家にはいつもお手伝いさんがいましたし、子どもをおいて出かけても特に問題はなかったと思うのです。もしかしたら、幼くして両親を失った自分の体験や、夭逝した長女のことなどが、母をして、子どもを片時も離したくない、という思いにさせていたのかもしれません。東京女子大のガーデンパーティは、まるで外国のように見えたキャンパスの光景を背景に、母のいつになく楽しそうな様子は、一年に一度だけ買ってもらえる屋台の綿菓子の甘さと一緒に、今でも私の記憶に鮮明に残っています。

こうして母は、私たち三人の子どもを育ててくれました。弟が結婚して家を出、私も一九八〇(昭和五五)年に大学を卒業して職場の近くに一人で住むようになると、父と母、妹の三人の生活になりました。このとき、母は五六歳でした。私が育ったころに比べると、日本の社会全体がとても豊かになっていました。子育てがなくなった分、母の生活にもゆとりができました。ずっと続けていた短歌に加え、大学時代の友人たちと、毎月集まって日本の古典文学を勉強する会や、教会のお付き合いなど、少しずつ活動範囲が広がりました。

それから二年経たないうちに、父が胃がんの手術を受けました。幸い、比較的早期に手術できたので、術後の経過は順調だったのですが、胃の摘出をした父は、一日五回に分けて食事をするようになり、母の生活は、再び強い制約を受けるようになりました。もっとも、それまで、父が黒いといえば白い猫でも黒い、といった調子だった夫婦の関係は微妙に変化し、父が母に頼るようになりました。母は、どこまでも父を立ててはいましたが、見ている私たちには、母の緊張が解け、父に対しても言うべきことを言えるようになっていたような気がしていました。このころ、母が作った歌です。二人の関係が目に見えるようで、私の好きな歌です。

ねむごろに軟膏を背に伸ばしくれ一つ叩きて「終わり」と言いき

六四歳、夫との死別、モンゴル墓参、それからの生活

一九八八(昭和六三)年、胃がんの手術から七年して、再発のことなど私たちの意識から消えたころ、定期検診で父の肺に異常な陰影が見つかりました。当初は、転移もなく、予後は悪くない、という見通しで手術を受けましたが、術後に肝膿瘍を起こし、これがもとで、その年の一二月八日に六七歳で父は他界しました。父は死の直前、母の希望を受け入れてカトリック教会の秘跡を受け入れました。それは、父が死を予感して、カトリックの信仰を受け入れたというより、母との四〇年の夫婦生活を受け入れる行為であったような気がします。そして、それは、最初の子どもの夭逝が作りだした二人の心の隙間を、二人で踏み越える行為でもありました。こうして、一九八八年一二月八日、母はちょうど四〇年間連れ添った夫を亡くしました。

父の没後、母は、父が営んでいた歯科医院のあった大きな家で、会社員である私の妹と二人で暮らしました。母に、結婚後、初めて自由な時間が生まれました。当初、それを楽しんでいるようには見えませんでした。何年たっても診察室には父の革のスリッパが置かれたままで、嬉しいことがあるたびに、母の口から漏れるのは、「お父様が生きていらっしゃったらどんなにお喜びだったでしょう」という言葉とため息ばかりでした。しかし、時が経つにつれて、母の活動範囲は目に見えて拡大していきました。学生時代からの交友や、若いころから続けていた短歌の集まりに加え、スポーツジム、ピアノのレッスンと飛び回り、自宅で留学生に日本語を教える仕事も始めました。

そんな折、一九九一年の三月、朝日新聞が、「凍土の悲劇(モンゴル吉村隊事件)」という連載を開

始しました。ソビエト連邦の崩壊によって、シベリア抑留者に関する情報が明らかになり始めたのです。四月、モンゴル抑留死亡者千五百余人のカタカナの名簿が公表されました。母はその中に「モリオカ　ショウジ」という名前を見つけます。「正聲」と書いてマサナと読む伯父の名前を、正しく読める人はめったにいませんでした。母は、それまでに得ていた情報から、これが自分の兄に違いないと確信してあちこちに照会しました。三年後、一九九四年三月になってようやく、厚生省からも、死亡者リストの「モリオカ　ショウジ」は、「森岡正聲」の読みの誤りであったという連絡が入ります。もっとも、厚生労働省の抑留死者名簿には、今でも、「モリオカ　ショウジ、東京都、森岡正聲」と記載されています。国家にとってはシベリア抑留も、そこでの死亡者の名前もどうでもよいことなのでしょう。

　褪《あ》せにける軍事郵便北満にりんだう青しと若き兄の字
　父の忌の家族の晩餐夢に見しと兄の最後の軍事郵便
　割れ眼鏡紐にて支へかけゐしと帰還の戦友は兄を語りき
　千五百五十九人の俘虜死者名カナ文字一行が一人の命

一九九四年の夏、同人誌に載った母の歌を偶然に目にされた、民間の日本・モンゴル友好団体メンバーのご好意で、母は名古屋空港から日本の中古品だという危なっかしい飛行機でモンゴルに飛び立ちました。八月とはいえ、すでに雨交じりの冷たい秋の風が吹くモンゴルの荒野で、八百余のプレートが並んだ抑留者墓地の中から、伯父の墓標を見つけ出すことができたのも、この友好団体の皆さんの協力があってのことでした。こうして、母は、終戦後四九年を経て、兄の墓参を果たしました。

　俘虜となりし兄喘ぎては運びけむ採石場跡に今われは来つ
　天の川しろく横たふモンゴルの夜空に故国を恋ひしか兄は
　夏野花せめて一輪咲けよかしウランバートル兄逝きし野に

　伯父の死は、青春時代の感傷とも重なって、母の心に影を落としていました。その影は伯父の消息が知れても、薄まることはありませんでした。伯父の消息が知れたのと同じ一九九一年、湾岸戦争が起こりました。米軍の圧倒的な戦力の前に、なすすべもなく投降した大勢のイラク軍兵士が、数珠繋ぎにされて、砂漠の道を歩く様子がテレビに映し出されました。歩く捕虜の両脇には、ジープに乗った米軍兵が銃を構えて捕虜を威圧していました。その映像は、母にとって、塞ぎかけた傷口をえぐられるような追体験でした。

　一列に砂漠を俘虜は曳かれゆくかく曳かれしや蒙疆《もうきょう》に兄

　さて、父の死後、母は自分の死後の準備を少しずつ進めました。伯父の消息が明らかになった一九九一(平成三)年、母は、最初の自分史を書きました。先にも書いたとおり、『おいたち』と題されたその自分史は、自分の死後のために母が始めた作業の最初の一歩でした。これに続いて、死に装束を自分で縫い、一九九六(平成八)年一月、七一歳のときには遺言書を書きました。自由な生活を謳歌しているように見えた母の晩年は、幼い日に死に別れた両親、戦死した次兄、幼くして逝ってしまった長女への鎮魂と、その後に見送った長兄夫妻や姉たち、そして、自分の夫との別れを経て、自らの死への孤独な道行でした。

兄の俘虜死　夫の癌の死　日々のわれの思ひを占むる生と死

一人居の今日の思いを書きづむ絵入り日記帳モネのページに

たましひの還る御国を信ずれば亡骸をもて世に報いなむ

最後の一首は、母が自分の死後、医学教育のために、献体する手続きをしていたことを指しています。

母の日記と生活

いよいよ、一九九一年から一年ごとに日記を読み進み分析を試みます。この年から検討を始めるのは、母の日記に、自分のもの忘れをはじめとする認知機能の低下に関する記載が現れる最初の年だからです。一九九一年は、父が亡くなって三年後です。母は元気に暮らしていました。生活の様子をわかっていただくために、主な年の四月一日から一週間の日記を転載します。日記の記載は誤字脱字も含め、母が書いたそのままを基本としますが、日記は、もとより他人が読むことを想定していません。そのため、そのままでは何の話かおわかりいただけない部分もあります。私が最小限の加筆を行い、ルビや［　］内に説明を補います。家族の名前はそのときどきで表記が変わっていますので、続柄とあわせて表にしました。家族以外の登場人物は、原則仮名です。

図1には、母の日記に現れるもの忘れをはじめとする認知機能低下に関する記述が、一年間に出現した回数と、母の生活の大きな節目となったイベントを記入しました。ここでは、母の日記を、認知機能の低下に関連した記載のある日数の変化と日記の内容から、四つの時期に分けます。

表　登場人物

名前	別称	続柄
齋藤正彦	M・マーちゃん・ま・マ	長男
齋藤陽彦	A・陽ちゃん	次男
齋藤みどり	m・みーこ・ミーコ・み	次女
齋藤陽子	Y	正彦の配偶者
齋藤佐智子	S・さっちゃん	陽彦の配偶者
齋藤智彦	トモ	孫

第一期は、六七～七五歳（一九九一～九九年）、子育てや夫の世話といった束縛から解放され、母が自由に生活を楽しんだ時期でした。しかしながら、活発に生活を楽しんでいた母は、ふとしたときに自分の足下に迫る老いの陰を自覚するようになりました。

第二期は、七六～七九歳（二〇〇〇～〇三年）、母の認知機能低下が、単なる加齢変化の水準を超え、生活のほころびが徐々に顕在化した時期です。グラフにある「結城屋騒動」というのは、この後の認知症の展開において非常に大きな転換点となった事件ですが、詳細は後に述べます。この時期、母は認知症への不安が少しずつ膨らむ中で、必死でそれまでの生活パターンを維持しようと闘い続けました。

第三期は、八〇～八四歳（二〇〇四～〇八年）、社会生活の継続が困難になり、家庭生活の機能も少しずつ損なわれていきました。認知機能低下に対する母の闘いは、防戦一方となり、やがて戦意を喪失していきます。

第四期は、八五歳から母が亡くなった八七歳まで（二〇〇九～一一年）。この時期、母はほとんど日記を付けることができませんでした。代わりに母のケアをしてくれた心理士のレポートや、私の日記、家族のメールなど、当時書かれた資料を通して母の生活と心の有り様を描写し

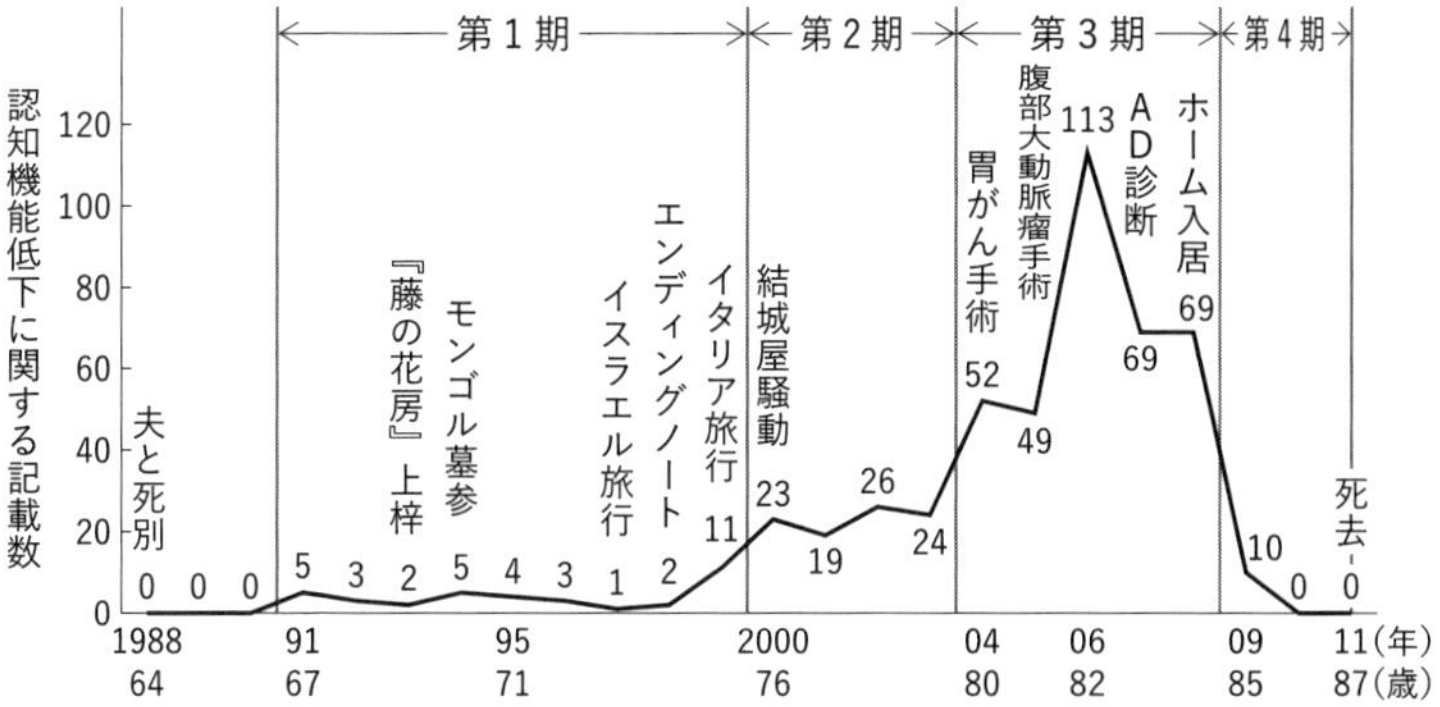

図1　晩年のライフイベントと認知機能低下に関連する日記の記載数

たいと思います。第四期、母は介護なしには生活ができなくなっていましたが、それでも最期の日まで、母は一人の人間として生き続けました。

第一期

六七～七五歳
――遅れてきた母の青春、忍び寄る老いの足音

六七歳から七五歳までの九年間、母は、夫を亡くした喪失感から抜け出し、やりたかったことを次々と実現していきました。それはあたかも、戦争に奪われた青春を取り戻すかのような奔放さでした。しかし、この時期の後半、母はしばしば身体の疲労を感じるようになります。それに伴って、もの忘れや勘違いによる間違いも起こり、自由に生きる母に老いの影が忍び寄ります。

六七歳（一九九一年）「バックを落とさないように、じっと抱えていた」

父の死後、母の生活の中心は、カトリックの信仰、和歌の勉強会や同人誌、さらに、父の死後始めた留学生への日本語教育などでした。テレビでスペイン語の勉強を始めたのは、留学生の中にスペイン語を母語とする人がいたためですが、同時に、イエズス会の創始者のひとりであり日本にキリスト教を宣教したフランシスコ・ザビエルの母国であったことも、母の好奇心をかき立てたのだろうと思います。一九九一年、日記に記録されただけでも、母は一か月に二〇人前後の来客を迎え、近所の買い物を別にして二〇回以上の外出をしています。六七歳の女性として、活

発で社交的な生活だったといってよいでしょう。

四月一日（月）　朝、早起きをして隣の駅で北村さんと待ち合わせ、同人誌の仲間が出版した歌集を受けとった。手分けして評を書く予定になっている。直ぐに家に戻り、二、三日さぼっていた家の掃除を半日かかりで片付けた。今日から始まるテレビのスペイン語講座を聞いた。去年から聞いているので、二年目になって少し理解しやすくなったような気がする。午後、短歌の同人誌『まひる野』が届いた。夕食後、スペイン語のテキストを勉強していると、坂本さんから電話があり、しばらく話をした。

四月二日（火）　日本語を教えているアレホ君が来た。スペイン語で挨拶をすると、まだ、日本に慣れないアレホ君はうれしそうな表情を見せてくれた。アレホ君は秋に日本の大学院を受験する予定だという。しっかり教えてあげなければと思った。最初のレッスンは九〇分で終わった。夜、山川さんから電話があった。夕食後は昨日届いた『まひる野』を読んで過ごした。

四月三日（水）　午前中、ミルトン君が日本語のレッスンのために来訪。ミルトン君の日本語はめきめき上達している。午後、銀行にお金を下ろしに行った。どうしてこんなに直ぐにお金がなくなるのかを、家計簿を見ながら考えた。交際費と研修費が高くなっているので気をつけようと自戒した。三月三一日に放送され息子も出演した、若年性アルツハイマー病患者の生活を追ったラジオ番組について、直子さんから感激して泣いたという電話をもらった。寺田さんからもとても良かったといっていただいた。長男が、自重してよい医師になると良いと思った。娘は毎日残業が続いて忙しそう。でも、今日は、お茶の先生のところによるので早く帰った。

四月四日（木） つくし会［短歌の同人の会］の遠足でいずみ自然公園に行った。桜には少し早かったが、白い辛夷《こぶし》、紅白の桃など、群植されていて見事だった。初めて、カタクリの群生を見て感激した。白い二輪草もかわいらしかった。緋寒椿、彼岸桜が咲いていた。桜が満開になる数日後には、この公園も人が集まって大変なのだろうと思われた。同人の一人、坂本さんが太極拳をして見せてくれた。

四月五日（金） ミルトン君がカルロス君を連れてきた。素直そうな良い青年に見えた。友人から、来週、昇仙峡へ桃の花を見に行こうと誘われた。出費がかさむが、念願のことなので一緒に行くことにした。昨日撮ったカタクリの花の写真ができてきた。うまく写っていてうれしかった。みどりは、今日から、大阪、和歌山に出張。夕方、思いがけず、森野さんが訪ねてくれた。二七年ぶりの再会がうれしかった。

四月六日（土） 夕べ少しゆっくり眠ったので、風邪気味だった体調は回復した。朝、大量に冬物の洗濯をした。午後は、虎ノ門まで、日本語教育の講習に出かけたが、以前聴いたような話ばかりであまり面白くなかった。午後、雨になり、干してきた洗濯物は無残なことになった。夜、長男夫婦が慰問に来てくれた。ありがとう。

四月七日（日） 教会から戻って、千葉県議会の選挙に行った。あまりアクの強そうではない保守の候補に投票した。午後はたまった写真をアルバムに張って整理、夕食後は、アレホ君の授業のために勉強をした。

『まひる野』は歌人の窪田章一郎先生が主宰する短歌の同人誌で、母は毎月、この雑誌に短歌を投稿していました。母の日記には、この雑誌に関する記述がたびたび現れます。読みやすくするために筆者が『　』を補いました。

このころの母の歌です。

夫の死後得たる仕事を励みとし若く見ゆると言はれて暮らす

こうした活発な生活をつづけながらも、母はこの時期以降、老いを自覚し始めたことが、次のように日記に現れます。

「帰途コピーをしてきたが、例の通り、コピー屋に荷物を忘れてまた取りに行く(一月八日)」「焼き豚を作る。この頃料理が面倒でいい加減なことばかりするので少し丁寧に作った(五月七日)」「アレホのレッスンを三時で間違えて止めてしまった。三時半までのはずだったのに。この頃、時間を間違えたりミスが多い。ボケたかもしれない(二月一四日)」「帰途、船橋まで帰ってバックを忘れたことに気付いた。大切な白菊会の書類を入れたままだったのでがっくり。あまりの間抜けに言葉も出ない(一一月二五日)」

「この頃、(略)ミスが多い」とか、「この頃料理が面倒でいい加減なことばかりする」といった記載からは、日記に記されたエピソード以外にも、失敗が少なくなかったことがうかがわれます。母がここに挙げた三つの失敗は、精神医学的には、記憶や時間感覚の低下、料理のような複雑な作業を行う実行機能の低下、注意力の低下の表れと言えますが、これらは、正常な加齢変化でも見られるもので、認知症に特異的な症状ではありません。母は、こうしたミスに、次のような方法で対応しようとします。

「みどりが山梨に出かけ、私は午後、日本語教育学会の講座を聞きに虎ノ門に行った。バックを落とさないように、じっと抱えていた。①あまり疲れすぎないこと、②買い物をして荷物を増やさないこと、③眠らないこと(一一月三〇日)」

これは、なかなか良い対処法ですが、最も重要なことは、年をとってこうしたケアレスミスが増えてきたら、すべきことを整理して、一度にあれこれやろうとしないことです。このころの母の生活は、年齢に対して多忙すぎたと私は思います。何事も、ほどほどが大事です。

六八~七五歳(一九九二~九九年)　人生の集大成とエンディングノート

毎年の、四月第一週の記載を見ると、この間、母の生活は特に大きな変化はありませんでした。強いて変化を指摘するなら、少しずつ、体力の低下がうかがわれるような記載が増えたことです。

そこで、この八年間については、大きな出来事と、日記に現れる認知機能低下についてまとめておこうと思います。

六八歳(一九九二年)「一時二八分男児誕生、五二・五cm 三、六九四g」

一九九二年、一か月間の延べ外出回数と訪問者数は、外出は二五回を超え、訪問者も二〇人ほどでした。外出の内容は、短歌や教会関係、映画、音楽会、展覧会、学生時代の友人たちとの古典勉強会、個人的なお付き合い等々多岐にわたります。この年のビッグイベントは、孫が生まれたことです。初孫誕生の七月七日と翌八日の日記からは、母のウキウキした気持ちが伝わってきます。ただし、初孫誕生当日と翌日にははしゃぎ過ぎたのか、次の日には体調を崩します。四月第一週でも七日間のうち四日に、体調不良に関する記載があります。元気に生活を楽しんでいても、身体的な面では徐々に衰えが起こっていました。

この年、母の日記に現れるもの忘れに関する記載は三つですが、それは一回の火の不始末のエピソードに関する記載です。一二月一三日、母は日本語を教えていた数人の留学生を家に招いてクリスマスパーティを開きました。参加した留学生がいろいろな国のお菓子や料理を持参し、楽しいときを過ごしたのですが、その折、玄関の下駄箱の上に飾った聖家族の人形の脇に立てていたろうそくの火を消し忘れ、下駄箱の表面が焦げるという失敗をします。このエピソードが、よほどこたえたようで、一四日には、「今朝は頭が重い。夕べシャンペンを飲んだためか、大失敗をしでかしたためか」「なんだか体が重く、近頃は疲れやすい。頭がボーっとしていて、いつ呆けるのかと心配」と書き、失敗から三日経った一六日になっても「日曜日の火の不始末のショックが大きく、まだ、茫然としている。過ぎたことはそれとして反省し、しっかりしなくては呆けてしまう」と悔やんでいました。

娘が手伝ったとはいえ、何人もの外国人を自宅に招き、料理を振る舞い、クリスマスパーティを仕切るのは、並大抵のことではありません。この時点では、呆ける心配より自分の老化現象に見合った生活の見直しが重要でしたが、この後もしばらく、母はどんどん生活を拡大していきました。

六九歳（一九九三年）「かすかにも藤の花ぶさそよがする」

この年も、もの忘れに関する記載はあるものの、母は元気に過ごしました一か月の外出は二〇回を超え、来客も二〇人ほどです。スペイン語の勉強を続け、日記帳に印刷された英語の月名の隣に、手書きでスペイン語の月名が記されています。April の隣には *Abril*。

さて、父の死から五年が経過したこの年、母は『藤の花房』という歌集を自費出版しました。

この歌集は、母の死生観を考えるうえで重要なものでもあるので、寄り道になりますが少し母の歌の話をさせてください。歌集は、父が胃がんの手術を受けた一九八一年一二月から、一九八八年の再発、手術、そして死、それから一九九三年までの五年の間、折々に詠まれた歌で編まれています。母は、父へのレクイエムとして、あるいは一人で生きていく自分自身への激励として、歌集『藤の花房』を出版しました。晩年、母が歌の指導をしていただいていた橋本喜典先生が、母の歌集に寄せてくださった跋の中で、母の歌集の中にある父の死をうたった二首について、歌の静謐さを支えているのは、家族の絆への信頼と信仰だと書いてくださいました。母はとてもうれしかったに違いないと思います。しかし、父の闘病は、母の信仰にとって、大きな試練でもありました。

　あのようにはなりたくないと常言いし管人間に夫はなりゆく
　病む夫の傍にひとりよむ福音書わがたゆたいのなほしやまずも
　息子着きて延命の策は止められぬ夫を囲みて死の期を待つ
　管すべて抜かれて漸く死のみ顔安らぎませり少しかしげて

一九八八年の春に肺がんの手術を受けた父は、手術が終われば元の生活に戻る予定でしたが、術後一週間目に高熱を発し、その原因が特定できぬまま数週間が経過、その間に全身状態が悪化して、その後も次々起こる合併症対応に追われ、結局、半年の闘病の末に亡くなりました。母と妹は交代で父の病室に泊まり込み看病を続けました。最初の歌は、じり貧だった父の容態に応じてドレーンや点滴、酸素のチューブが増えていくのを呆然とみている母の無念な思いそのものです。次

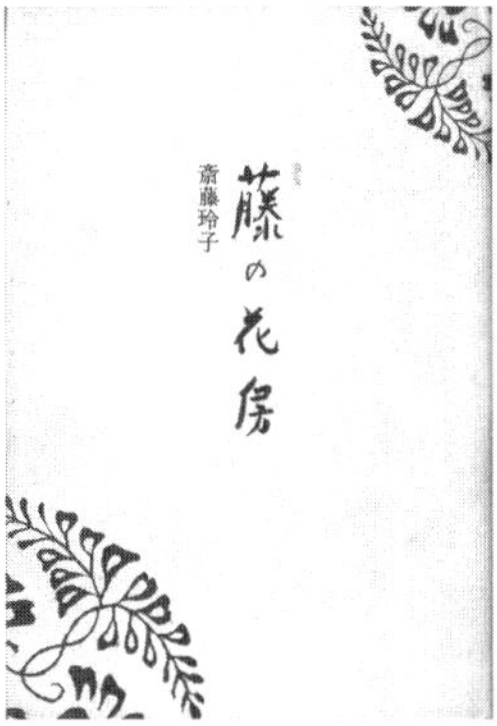

『藤の花房』

の一首が橋本先生に褒めていただいたカトリック信仰に関する歌、最後の二首は、一二月八日、父が亡くなったまさにそのときの情景です。

私は、母の歌集の中にこの歌を見つけて驚きました。それが、今でも私の脳裏に鮮明に刻まれている父の死の情景そのものだったからです。当時、都立松沢病院の医員だった私は、職場で父危篤という電話を受け、父が入院していた千葉大学医学部附属病院に向かいました。三時間かけて駆けつけた病室のドアを開いた私の目に飛び込んできたのは、レスピレーター(人工呼吸器)のリズムに合わせてペコン、ペコンと膨らんだりしぼんだりしている痩せて肋骨の浮いた父の胸でした。まるでそこだけ別の生き物であるかのように。それは、遺族を死に目に会わせるというセレモニーのために、人工的につながれた命の姿でした。私の口をついて出た「もう結構」という言葉を待っていたかのように、二人の若い医師と看護師が父の上に覆い被さったかと思うと、身体に刺さった針や管を次々と抜いていきました。最後に、レスピレーターが外されると父の痩せた胸はもう膨らみませんでした。病衣の胸を合わせ、医師と看護師が一礼して出て行くと、横たわる父を囲んで無言の家族だけが残りました。家族の表情だけでなく、部屋を出て行く医師や看護師の背中にも、異様な緊張が終わってほっとした安堵が見えました。私は、半年前の手術以来、初めて、父の穏やかな表情を見たような気がしました。入院以来、ほとんど一日も欠かさず父の傍らで看病し続けた母の目に映った情景もまったく同じだったのです。

入院の前年、父は家の庭に藤棚を作り、次の年の春、藤の花を見ることを楽しみにしていました。母は父が退院したとき、ゆっくりと藤の花を愛でることができるように籐の寝椅子を用意し、藤が咲けば藤棚に向け、萩が咲けば萩に向けてしつらえていましたが、父は一度もその椅子に座ることも、藤の花を見ることもありませんでした。『藤の花房』という歌集の名前には、そういう母の思いが込められています。歌集の終わりの一連の歌は、夫の死の無念を乗り越えた安らぎに満ちていて、ほっとさせてくれます。

「お茶にせう」夫呼ばふかと手をとどむ椿の木下に草をひきゐて
偲ばるる一人ありて立ちつくす淡き緑に春蘭咲けば
かすかにも藤の花ぶささそよがする風に添いくる亡きひとのこゑ

この歌集の表紙には、藤の花の絵が使われています。この絵は、母が模写した故実叢書という書物の一ページです。母が東京女子大の学生だったころ、図書館だっていつ爆撃されるかわからないから、という恩師のはからいで、貴重な蔵書を拝借した母は、勤労動員から帰った夜な夜な、姉の助けを借りて写本を作ったのです。戦争中のことで、粗末な和紙ではありますが、綴られたページには、平安時代の装束を着けた貴族の様子が描かれ、美しい彩色がなされていました。私は小学校三年生のとき、母の部屋で遊んでいて、たまたまこの写本を手に取りました。和綴じの本の珍しさと、描かれた絵の美しさは私を虜にし、私の生涯に大きな影響を残すことになりました。橋本先生は、この写本の中から、歌集の表紙を選んでくださいました。

さて、この年、もの忘れに関する記載は二か所です。一つ目は、四月に娘と二人で旅行した際、前から約束してあった留学生の日本語レッスンをキャンセルし忘れたことです。もう一つは一二月一日、「西馬込行きに乗って乗り換えを忘れ押上まで行ってしまい結局、東銀座回りで遅くなってしまった。ボケたのか、どうにもならない」というのがあります。さらに、母は気づいていなかったようですが、四月五日と六日の日記に次のような重複があります。

四月五日(月)　マヌエルからＴＥＬあり。土曜日レッスンに来たという。私はすっかり土曜のこと[を]断るのを忘れていた。申し訳ない。この頃やはり少し注意が欠けている。いわゆる呆けかしらと心配。ブラジルのナンシーから可愛い手紙が届いて慰められた。早速返事をと思ったが、住所が記入してない。明美ちゃんに頼んで調べてもらう。

四月六日(火)　ブラジルのナンシーから便りが届く。相かわらず綺麗な字で可愛いたより。写真も入っていた。デザインの仕事をしている由。住所が書いてないので返事が出せない。誰かに訊いてみようと思う。風邪をひいたようで頭が痛いので昼間少し休んだ。

ナンシーからの手紙に住所がなくて返信できないという記述は明らかに重複しています。この年の日記帳は、一ページに一週間分を横書きで書くようになっているので、四月五日の欄のすぐ下に六日の欄があります。六日の日記を書きながら、すぐ上の五日の日記との重複に気づかなかったということです。

七〇歳(一九九四年)　モンゴル墓参

七〇歳を迎えた母の生活は相変わらず、忙しいものでした。この年も、一か月の外出先は二〇か所以上、訪問客も二〇人を超え、いずれも前年並みでした。

この年は、前年に続いて大きなイベントがありました。七月三一日から八月七日という日程で、シベリア抑留中に亡くなった兄の墓参のため、モンゴルを訪問したのです。滞在した六日の間に、二回、兄の墓参をし、二泊三日でゴビ砂漠を旅し、現地の方々との交歓会やカラコルムなどの名所、景勝地の訪問をこなしました。

終戦からおよそ五〇年を経ての墓参は母にとって重要な出来事でしたが、ゴビ砂漠の星空やモンゴルの方々との交歓会に関する母の記述も活き活きと躍動しています。このときの経緯については、すでに詳しく書きました。

この年、母の日記には、失敗の記述が五回あります。医療機関の予約忘れが三回、忘れ物、電車の乗り換え間違いがそれぞれ一回です。しかし、この年の失敗の記載には、呆けたのではないか、呆けるのではないかといった悲観的なコメントはついていません。一方、前年あたりから増え始めた身体の不調に関する記載はこの年も多く、医療機関の名前が日記に登場する回数も増えています。大きなイベントで気持ちは盛り上がっても、加齢による身体の衰えは隠しようもありませんでした。

七一歳（一九九五年）「老人とはこういうものか」

一九九五年は大きなイベントもなく静かに過ぎました。七一歳になった母は、相変わらず頻繁に外出し、さまざまな社会活動を続けていました。来客数は少し減りますが、これは、日本語を習いに来る留学生の数を減らしたためです。

この年の七月二一日から八月六日までの間、母は、長姉の世話のために小淵沢に逗留しました。一緒に住んでいる息子夫婦がニュージーランドに移住する計画を立てていて、その下見に出かけることになっていたからです。この一七日間の介護体験は、母に、自分の老いというものを考えさせる契機となったようです。

「お姉さまは、結局、何も役目を与えられないまま、友達もなく、家族から一人遊離してしまった。孫たちも、いろいろ手を出してさらりと仲間にはしてくれているが、全体としてついていけない様子。老人とはこういうものかと寂しくなった。（七月二三日）」

長姉は母より一〇歳以上歳上で、母にとっては母親代わりの人でした。七一歳の母は、自分の一〇年後と思うと他人事ではないと書いていますが、一〇年後、二〇〇五年の母がどうしていたかは、後にお話をすることになります。ともあれ、長姉の世話をする二週間、母にとって老いは自分のものではなく、むしろ、一〇年後、将来のことでありました。

この年、母の日記には、失敗エピソードが四回あります。会合の始まる時刻を勘違いして遅刻した話が二回、クリスマスコンサートの日付を一週間間違えてカレンダーに書き、行ってみたら誰もいなかった、というのが一回、マヨネーズを作ろうとして二回失敗したという話が一回です。失敗するたび、「この頃呆けが始まったのか?」「やっぱり料理も下手になったのだと情けなかった」「あまり、疲れすぎないようによくよく注意しなければ」といった感想が述べられています。ちなみに、この年に限らず、もの忘れエピソードは、同じ月に集中しています。調子が悪いときに、もの忘れが気になっていたのかもしれません。

七二歳(一九九六年)「どら焼きショックか?」

続く一九九六年も、平穏な年でした。母は活動的に生活していたように思われます。来客は、月に一〇人ほどと前年と同じ、外出は三〇回を超えていて、行き先も教会関係、歌会を中心に、多岐にわたります。日本語を教える留学生の数は減らしましたが、その中の一人、マヌエル君には、日本語を教える一方で、スペイン語を教わるようになり、近所のスポーツクラブのシルバーエアロビクスの教室にも通い始めました。

この年の二月初め、母は自分が参加していた歌誌の五〇周年記念号のために、前年のモンゴル訪問中の旅行記を書きました。自分の記録に加えて資料を照らし合わせてしっかりとした文章を書きあげました。同じ二月中旬、小淵沢の長姉が体調を崩して亡くなりました。容態が悪いという連絡があった後、何度も船橋と小淵沢を往復し、葬儀のミサや埋葬についても、母が中心になって世話をしました。

三月二九日から四月七日まで、母は順天堂大学病院に入院して、両眼の白内障手術を受けました。部分麻酔で行われたため、日記には手術中の出来事も詳細に記載されており、環境の変化や手術のストレスによる認知機能の動揺はみられませんでした。

九月には東京の老人ホームにいた長兄ががんの診断を受けます。このときも、兄嫁と協力してこまごまと世話をしました。

この年、もの忘れに関する母の記載は、六月に集中しますが、内容は、幼稚園の同級生四人組で出かけた後、日本橋のうさぎやで買ったどら焼きを電車の中に置き忘れた、というエピソードと、聖書の勉強会と、マヌエル君とのレッスンの日を間違えた話の二つです。もっとも、三回とも呆けたのではないか、といった深刻な反省はなく、「入浴しても疲れが取れず、ぐったり、どら焼きショックか?」とか「せっかく張り切って勉強するつもりだったのにがっかり」といった軽いノリで受け流しているように見えます。

七三歳(一九九七年)　エルサレムへ

一九九七年、七三歳になった母は、依然として忙しい生活ぶりでした。新たにお習字のけいこを始め、前年始めたシルバーエアロビクスもとぎれとぎれながら継続しました。短歌の会の会計を引き受け、東京女子大の同級生との古典の輪読も続けていました。

この年、母の生活上、最大のイベントの一つはイスラエル旅行です。母が所属する教会の神父様や信徒の皆様と一緒に、四月九日から二〇日までの大旅行でした。九日に成田からパリに向かい、テルアビブを経てエルサレムに入りました。かの地ではキリスト教はもちろん、イスラム教、ユダヤ教の聖地を訪ね、帰路には死海で海水浴を楽しみ、ウィーン、ザルツブルクを経て、ミュンヘンから成田に戻りました。中東の激しい気候は、母の信仰に大きな影響を与え、聖書の言葉を身体で理解できるようになったと話しました。旅行中の日記はしっかりと旅程を記録していますが、さすがに疲れたのか、帰国後三日は日記の記載がほとんどなく、四日目から徐々に回復し、二週間してほぼ旅行前の記載量に戻りました。四月二二日の日記には「写真ができたので整理しようとしても、なかなかどれがどこだか分からず困惑」と書かれています。一九九四年のモンゴル旅行前後の日記と比較すると、母の認知機能の低下は明らかです。

同じ年、もう一つの大きな出来事は、親代わりだった長兄が九月二日に老人ホームで亡くなったことでした。長兄は、母が父親を失ったとき、まだ大学生でしたが、戦死した次兄、九六年に亡くなった長姉とともに幼い母を守り育ててくれました。ちなみに、私と弟の名前は、この伯父の名前、正陽を一字ずつもらったものです。

長兄夫妻は長く広島の大学で教えていましたが、定年後、東京に戻り、二人で老人ホームに入居し、つつましくはありましたが、自由気ままなご隠居生活をしていました。長兄は九〇歳、兄嫁は八九歳、子どもがなかったので、療養中のマネジメント、亡くなる前後、地方から上京する親族の世話、母の実家はロシア正教徒であったため、ニコライ堂の神父様にお願いした葬儀のあれこれ、さらにはその後の経済的な整理まで、もっぱら母が主導しました。疲れた、という記載はありますが、このときは、イスラエル旅行の後のように、事後の記載が疎になるということはありませんでした。長兄の死は、数か月前からの看護、介護から葬儀後の後始末まで、さまざまな雑用が続きましたが、七三歳の母は、自分の生活を維持しながら、これらの用事を間違いなくこなしていきました。

忙しかったはずのこの年、母の日記には、認知機能の低下を嘆くような記載はほとんどありませんでした。二月に一度、ポーチをなくしたという記載がありますが、母は、このエピソードを特に大きな問題とは感じていないようで、それ以上の記述はありません。

余談ですが、この年の日記帳の裏表紙に小さな新聞広告が貼ってありました。もう粘着剤が乾いて落ちてしまったセロハンテープの跡がついたその小さな記事は、この年に私が編集して出版された中山書店刊『臨床精神医学講座』第四巻の広告です。この巻は、恩師である松下正明先生と私とで編集したのですが、広告には「総編集松下正明」とあるだけで、私の名前はどこにもありません。専門的な本なので、母に詳しく話をすることもなかったはずです。私がどこかでちらりと口走った言葉を記憶にとどめていた母が、新聞の出版広告の中から偶然見つけだしたのでしょう。

ちなみに、翌九八年の日記帳には、私が出演したＮＨＫの放送に関する新聞の投書が貼ってあります。この投書は前年の広告よりさらに小さく、どうして、母がそこに私のことが書いてあることに気がついたのか不思議です（この投書にも、番組の名前があるだけで私の名前はありません）。母が私に注いでくれた思いの一〇分の一でも私が母のことを思っていれば、母の晩年はもっと幸せだったのだろうなあ、と今にして思います。

七四歳（一九九八年）「私の葬儀に関するノート、例の紙挟みに入れる」

七四歳になっても母は元気に過ごしました。日本語を教える留学生の数を減らしたので訪問者は月に一〇人を下回りますが、外出先は、三十数か所に及びます。教会活動と短歌の会が主な関心事であったことには変化がありません。このほか、以前から続けていたシルバーエアロビクス、お習字、生け花、スペイン語に加え、二月には、近所の音楽教室でピアノを習い始めます。ピアノのレッスンはまったくの初心者でしたが、ピアノを習い始めた小さな孫と張り合って練習に励みました。レッスンを受けた日の日記には、大胆不敵にも「クレイダーマンのように弾きたい」といった野望を漏らしたりしています。ちなみに、母は、九月からは個人レッスンを受けるようになり、しばらくの間ピアノ熱は続きます。シルバーエアロビクスも、時間さえあれば参加していたようで、一一月二六日には、このグループのクリスマスパーティの賞品に、オレンジ色のレッグウォーマーが当たったという楽しそうな記載もあります。息子としては、オレンジ色のレッグウォーマーをしてエアロビクスをしている七四歳の母の姿は、想像したくもないのですが。

こうした忙しい活動をしながら、家事についても高いモティベーションを維持しています。母は、会社員の妹と二人で二階建ての家に住んでおり、夫が仕事場としていた歯科医院のスペースを入れるとかなり広い家でした。妹の力も大きいのですが、それでも母は、毎日、この家をきれいに保ち、庭の手入れをし、洗濯をし、料理をしました。外食や、外で出来合いの食料品を買ってくることはほとんどありませんでしたし、親しい友達や家族を訪ねるときには、ジャムを作ったり、庭の梅から作った梅酒や梅干を手土産にしたりしていました。

この年の日記を読んでいて少し意外だったのは、サッカーのワールドカップを夜遅くまで何回か観戦していたことでした。六月一四日、日本がアルゼンチンに敗れた試合では「フォワードが散っていて、肝心な時に、手薄になって攻めこめない。残念ながら、これが順当なところか」、二六日、ジャマイカ戦では「二点先に取られてもう勝ち目がない。展開も、休みの後、後半戦でやや良くなったが、連絡《ママ》も、詰めもダメで、体格も違うので、これではどうにもならない。夜半になったので止めて休む」と書いています。母が、夜中に、一人でサッカーを見ながら、こんなことを考えていたなど、想像するだけでなんだかおかしくなります。自分の能力を棚に上げて、批評めいたことをいうのは母の困ったところでしたが、それはそのまま、私の欠点でもあります。

母が所属していた短歌の会が千葉県鴨川市で、八月二一日から二四日、三泊四日の旅程で全国大会を開くことになり、母も幹事の一人として何か月も前からその準備に参加しました。準備期間の日記からは、大勢が参加する団体旅行の段取りが、このときの母には荷が重かったことがうかがえます。母の日記は、大会前日の八月二〇日から終了翌日の二五日までまったく記載がありません。それどころではなかったのでしょうか。疲れ果てたのでしょうか。大会前、準備がうまくいかずにイライラしている様子には、こんなはずではないという母の焦りがにじんでいます。これから明らかになる認知機能低下の前触れだったかもしれません。

この年も、大きな出来事、あちこち走り回った次の日には、「疲れた」という記載が多く見られます。自分の体力の衰えを自覚したからかどうかはわかりませんが、一月二四日の日記には、自分が死んだときに家族がどうすればいいかを指示したメモを作ったという記載があります。九州に住んでいる高齢の姉を呼ぶタイミングまで指示した具体的なものでした。ちなみに、母はこの後、何度も、このエンディングノートを書き換え、書き加え、実際に母が亡くなったとき、それは、本当に役に立ちました。

このほか、九月五日には、隣家の前に停車している「さざんか入浴車」と書かれた車を見て、「老人の世話も大変だ」と書いたり、一〇月六日には、八月までお習字やお花を教えていただいていた先生を、入居された辻堂の老人ホームに訪ね、「こうした暮らしも結構なこと」と書いたりしています。同様に、このころから聖書の勉強会に参加することが多くなり、私と弟のところに、革装の立派な聖書を送ってきたのもこの年でした。母の認知症症状が顕在化するのはもうしばらく後、亡くなるのは一〇年以上後のことではありますが、何となく人生の終わりを意識しているかのような行動が目立ってきた時期でした。この聖書はその後ずっと私の座右にあります。

この年、母の認知機能低下に関する記載は二か所あります。四月二六日に約束の時刻を間違えた話、一二月二七日にカードや商品券の入った財布をなくした話です。四月のエピソードでは、「これは年齢のせいではなく、私の生来の欠点」だとしていますが、年末の失敗は、お金が絡んでいただけに深刻で、「自分の粗相ながら何がどうしたのかわからない。(略)今、ここにあったものがもうない、家にある筈なのにどこか忘れてしまうので、年を取るとはこんなものかと情けない」と書いています。

七五歳（一九九九年） イタリア旅行、「今年も無事に暮れていく」

第一期の最後の年、一九九九年、母は七五歳になります。後期高齢者になったことになります。日記帳には、相変わらず小さい文字で枠いっぱいに記入されています。一か月の訪問客は一〇人前後、外出は三五回を超えます。一九九一年、六七歳のときの日記と比較するために、もう一度、四月初めの一週間の日記を転載します。語彙や記載内容に大きな変化は見られません。

四月一日（木） 体もどうやらなので体操にゆく。少しほぐれて却って楽になって有難い。住所録のワープロ、フロッピーを貰って来なかったので全部打ち直しでややシンドイ。朝のワープロ。午后体操。『まひる野』が来た。七首。橋本先生の選らしい。しばらく読む。夕方、聖木曜のミサのため早く片付けて出かける。御聖体の神秘を深く思った。（夕方イスラエルのアルバムを見直す）

四月二日（金） 御受難の日。聖書も今日は痛ましい所になる。年毎に思いが深まる気がするが、今年はアルバムを開いたりして、現実の場を結びつけて考えることが多い。（昨年などより）殊に主の上下された例の石門など思い出す。ゲッセマネの園と祈られた岩と、場所的には離れているように思うが、旅行社の行程の都合であちこちしたのかしら。又遺跡も観光化しているので本当の凄まじい様子を可成り消去していると思う。夜、十字架の崇敬式。今年はご聖体も頂けるようになった。夜雨、昼は風。つくし会のお花見の日だったがどうだったろう。

四月三日(土)　復活の徹夜ミサ。ローソクで光の祭典。実籾《みもみ》に教会が移ったらこうして聖週間の毎夜を出かけることはできないだろう［当時、自宅から数分のところにあったカトリック船橋教会が、電車を使わなければ行けない実籾に移ることになっていた］。殊に深い思いでミサに与った。みーこは第二朗読の係で、会社から直通で教会に来た。少々声が透らなかった。残念。

四月四日(日)　昨日復活ミサだったので、朝起きたが疲れていたので休んだ。午后、みーこに車で墓参に連れていって貰う。夜A一家が見えた。ランドセル、帽子を持って来て見せてくれた。赤飯を炊いてお祝いした。お父様に見せてあげたい‼

四月五日(月)　足指の間の魚ノ目が痛いので皮膚科へ診て頂きにゆこうと思っていたが、少しよさそうなのでやめた。午前中、ピアノ。佐野さんに氷、水の件についてTEL。なるべく出費を少くすることを申し合わせる。午后ヨーヨーマのチェロをききながら読書。歌。草とり。夜、岡田さんに本の御礼のTEL。住所録のコピーをして西武講座［歌会］に備える。夜、橋本先生からTELあり。原稿の依頼。『葉っぱのフレディー』で書くつもり。

四月六日(火)　朝、皮膚科へゆく。魚の目が化膿しているようで薬を頂き、足裏のも削って頂いた。本屋に回るつもりだったが皮膚科が早く終ってまだ九時半だったので、序でに船北病院で電気をかけて頂いた。それから西武にまわって『葉っぱのフレディー』を又一冊購入。ラジオのテキストも。帰ってから篠さん［歌人、篠弘、『まひる野』代表］の本を読みあげた。『まひる野』の原稿も用意しなくてはならないが、とりあえず明日西武に出す歌も用意する。夜は又雨で寒くなった。トモ入学式一年三組。

四月七日(水)　朝、歯科医院一〇時。歯のグラグラを止めて頂く。今日は当番の初日なので、早目に池袋へ。途中で佐川さんと会って、一緒にえつ子さんと三人でアスターで昼食。えつ子さんが派手に氷をいっぱい入れて水を冷やし、先生は結構めし上がった。教室は四〇人の満員で蒸し暑かったので、氷も結構なのだが皆さんの反応がいかがかと心配。あと会計の帳簿をつけて少し遅く帰宅。名簿の補充をプリント。

前年に始めたエアロビクスに加えて、この年から水中ウォーキングに参加するようになり、スペイン語、ピアノのレッスンにも引き続き精を出しました。個人教授を受けるようになったピアノのレッスンでは、先生のピアノにあこがれて、自宅にも本物のピアノを買おうという野心を抱き、先生からこれからは体力が落ちていくのだから、電子ピアノにしておけとたしなめられたりもしています。あれこれやりすぎて疲れを自覚したのか、この年の三月から、マッサージに行ったという記載がときどき現れます。

四月初めの生活からもうかがえるように、この年も教会の活動と短歌の会の活動が母の生活の中心でした。七五歳の老人としては、少々、やりすぎの感がないわけではありませんが、いろいろなことに手を出しすぎて、一つひとつがいい加減というような様子は見えません。「春のように暖かい。梅が良く咲いている。フリージアのつぼみも出た。紅梅も咲いた、バンザイ!!」と小さな庭の春に心を躍らせる感性も保たれていましたし、同級生と始めた古典の輪読会の準備では、「蜻蛉日記の下調べをした。講談社文庫も、岩波の古典文学大系も、底本は同じはずなのに、色々差があって困る」と、複数のテキストを比較して考える習慣も維持していました。

この年の最大のイベントは、一一月一四日から二一日まで一週間のイタリア旅行です。ローマ、フィレンツェ、ベニス、アッシジを訪ねました。前年の歌の会の旅行とは異なり、このときは、毎日、どこに行ったか、何を見たかをしっかり記録していました。一方で、二年前、一九九七年のイスラエル旅行のときとは異なり、帰国後、旅行の記録を整理する際、訪問の順番が混乱し、写真のネガの順番を参考にしながらかなり苦戦している様子が見られます。知らない人が大勢集まった前年の短歌同人の旅行では、幹事を務めて気苦労が絶えなかったのに対して、この年のイタリア旅行は、長年の付き合いのある神父様や教会のお仲間の後についていけばいいだけだったので旅行中のストレスは小さかったものの、二年前に比較して認知機能の低下が進み、旅行中の出来事を時系列に沿って思い出すのに手間取ったのだと思います。

この年、もの忘れや勘違いの記事は、前年の二回から一一回に増えました。忘れ物三回、約束の時間間違い、料理の失敗、やかんの空焚きなどがそれぞれ二回、その他が二回です。三月八日には、「夜、ガスの点火を確かめなかったのでガス漏れのピーピーが鳴って驚いた。でも助かった。しっかりしなくてはいけない。少々仕事過剰かもしれない」と反省しています。年末のお節料理を作っていて失敗したという話が一二月三〇日、三一日に続けてあり、「昆布巻きを作る。ニシンの処理をしくじり、また水に浸してから調理した。失敗が多い」「午後は煮物その他。なんと、砂糖と塩を間違えたり、やっぱりなかなかうまく行かずに悲しいけれど年齢を感じないわけには行かなかった」と嘆いています。大みそかの日記の最後には、「ミーコにすっかりお世話になって御節も作ってもらい、今年も無事に暮れていく」と記しました。七五歳になった一九九九年は、母の人生の曲がり角になりました。

第二期

七六～七九歳
――ほころび始める生活、認知機能低下に抗う

第二期は七六歳から七九歳までの四年間です。日記に登場する認知機能低下に関する記載は二十数回で推移しますが、母は、認知症になったのではないかという不安を現実に感じるようになり、自分を叱咤したり、認知機能低下に適応するためのさまざまな工夫をしたりしてトラブルを防ごうとします。認知症になったのではないかと直接的な不安を表出することもあれば、歳をとれば誰にでも起こることだと自分を慰めることもありました。ここからは、毎年四月の第一週の日記をそのまま転載していきます。

七六歳(二〇〇〇年)　結城屋騒動、「決してボケないように心身を大切にしよう」

この年の訪問客は月に一〇人前後、外出は一か月に二〇回から三〇回で、どちらも前年と比較して大きな変化はありませんでした。

四月一日(土)　聡子さんが見えるのを今日と勘違いしたら明日だった。さっちゃんに声をかけ

たので、トモと来てくださった。悪かったけれど、明日はお父さんが休みで旅行(小)にゆくという。午后までゲームをしたりビデオを見たりして遊んだ。みーこはお通夜に出かけたので三人で夕食。みーこが支度したビーフシチューをトモが喜んでお肉とジャガ芋を何度もおかわりし(明日に残そうと思った分まで)よく食べた。みーこが帰って来て驚いて、残りはAちゃんの夜食におみやげにした。男の子は頼母しい。今にヒゲでも生えてきたらどうしよう!!

四月二日(日)　みーこ、お茶研修会。教会で寺田さんと一緒になる。聡子さんが大分から見えるのでみーこのお料理の材料やパン等買いに出かけた。沢山買物で少々疲れた。夕方来訪。久しぶりにゆっくり話す。ご主人の弟さんが過日亡くなって四十九日の法事に見えた由。中島さん男四人兄弟の中、もう二人早逝し、お母様お気の毒。私だったら気が狂いそうだ。夜はミーコも入って皆で楽しかった。一泊。

四月三日(月)　お昼の汽車で帰るというので早目に出る。ステーションギャラリーで絵でも一緒に見ようと思って出かけたのに、途中でTELが入って、銀の和蠟燭が入要という。それから上野に出て問屋街を探し歩き、やっと田原町の仏具屋でみつけた。真宗特別のものらしく、三本で一〇〇〇〇円近くした。お坊さんが亡くなった由。やっと東京駅に駆けつけて汽車もセーフ。大忙しだった。夜はヨヱちゃん[父の異母弟]が誕生日で来てショートケーキを用意して、二人で祝った。ローソク六二本。今日はローソクに縁の深い日だった。

四月四日(火)　昨日疲れたので寝坊するつもりだったが大丈夫だった。朝久しぶりにプールにゆき歩行。少し高等なアンヨで難しかったが面白く頑張った。もう歩き専門でゆこう。それが一番よさそうだ。帰ってからパーマ。東武の店で割と感じもよく二〇〇〇円も安いので助かった。みーこはお稽古なのでずっと一人。明日提出のうた、やっと仕上げた。

四月五日(水)　ピアノの稽古中、油谷さんからTELあり。雅楽へ誘って下さった。うれしい。朝ピアノ、思いの外、問題多く沢山直される。今日は篠さんの講習が早く始まるので、ピアノも早くして頂いたので間に合った。三谷さん、長谷川さん、谷さん等が入られ、錚々たる方々なので恐れ入った。でも先生も張合があろうし、私たちも油断していられない。よい刺激をうけられるだろう。時間一杯で可成りつかれた。夜はミーコが遅いのでグラタンを作っておく。提出後ファックスで訂正を受付けて頂けて助かった。以後注意しよう。少し風邪気で用心。

四月六日(木)　朝久しぶりに丁寧掃除。年金の証明をもらいに市役所出張所へゆく。明日、つくしの吟行会なのでサンドイッチの用意のものを買って帰る。帰ってから昼食の時、水鼻が出て困った。少し疲れているので体操は休むこととし昼寝する。いつまでも鼻が出て困る。ポンタール［鎮痛・消炎・解熱剤］のむ。明日の遠足は中止することにし休む。

四月七日(金)　休んでよかった。一日中工合が悪く、横になったり起きたり。それでも気になっていた栗田さんに歌の感想を書いてお礼状を出した。大川さんに雑誌『短歌』ダブって了ったので送る。先日の金子みすず《ママ》の詩集、喜んで下さったようでよかった。今日は午前中、少々曇ったが、午后晴れてつくし会はよい吟行会ができたようだ。夜、池上さんから見舞の

TELを頂いた。やさしい方だ。マヌエルの明日のテストの準備。

依然としてあちこち飛び回り、あれこれ新しいことに首を突っ込んでいますが、体力の低下は否めず、大きいイベントの後は、「疲れて寝た」という記載が目立つようになります。二月七日には、日々の生活費が予想より大きくなっていることを案じて、「どうも、頭の整理がつかないようで無駄が多い。この一年はよくよく気を付けなければならない」と書いてみたり、八月には「スペイン語の中級はあきらめた。単語が難しくてついていけない」とか、「プール、そろそろ卒業にしようか」と書いてみたり、少し弱気な面も見られるようになります。もっとも、プールは、新たに習い始めた水泳をあきらめただけで、水中歩行は続けましたし、なんだかんだでスペイン語講座中級の視聴も続けていました。知的な好奇心も依然として旺盛で、源氏物語を全部読み直すことに決めた、とか、大江健三郎『あいまいな日本の私』(岩波新書)を読んだ、などといった記載もあります。おもしろいのは、政治的なメモで、選挙のたびに一言二言雑感を記しているのですが、この年は一一月の欄外に、「森内閣不信任案、野党が出して否決される、加藤氏の腰砕けで終わる」というのがあります。政争に敗れたいい年をした政治家の泣き顔をテレビで見ながら憤慨している母の顔が思い浮かびます。

この年、母は三回の国内旅行をしました。一回目は七月七日から九日にかけて、初めて子どもたちの家族も含めた全員で裏磐梯に出かけました。母は、日記にそのときの様子をとても楽しそうに書き記しました。秋には、一〇月に九州、一一月に京都・奈良に旅行しました。この二つの旅行では、宿や切符の手配、旅程の立案などを、ほとんど母が一人で行いました。一〇月の九州旅行は東京女子大の同級生三人と一緒で、鹿児島空港から都城に入り、同じく同級生が運営する福祉施設を訪問しました。一一月の旅行は、大分に住む姉を伴ったものでした。

二月には、今から思えば大きな事件が起こりました。それまでも、ずっと世話になっていた悉《しっ》皆屋《かいや》さんとの間に起こった支払いのトラブルです。

二月二四日　仕立て(繻袢)ができたというので、結城屋に行ったら三万円未払いだという。家に領収書もあるのにおかしい。なんだか信用できないような気がして嫌になった。

三月一八日　夕方正彦来る。結城屋への金を更に支払ったという。向こうの帳簿を見せられ、どうにも譲らないので争っても仕方がないので手を打ったという。ショックだったが、その方が大人の考え方かもしれない。私自身としては不満だが、委せたのだし、穏やかに納めてくれたのだし、遠くから足を運んでくれてありがたかった。夜、MからAに怒られたと言ってきたが、Aも時間がたてば解るだろう。皆で私のことを案じてくれるのだから、もったいないことと思うし、決してボケないように心身を大切にしようと思った。

三月二〇日　一人でいたら口惜しくなった。払ってもよいが、私が三万円も未払いのまま過ごせる人間でないことを、店の人にしっかり話してほしかった。行き違いも、払ったことも仕方ないが、みすみすこちらが誤りと思われては、私の人権はどうなの？　正彦はそれだけは話してくれたかしら？　この思いは引きずるだろうけれど、ちょうど四旬節、恥を忍ばれたイエズス様をお手本に、小さなことはこだわらずに行こうと思いなおす。本当に弱い私。

これは抜粋ですが、この間の日記を見て驚いたのは、支払いのトラブルより、適当に片付けようとする私や弟に対する怒りが何度も繰り返し記載されていたことでした。結城屋さんというのは、これより前から着物の仕立てや、染、修理などに関して、母の日記に何度も登場します。付き合いも長く、しばしば仕事を頼んでいるのですから、信頼関係がないわけではありません。先方も、長年付き合いがある顧客だからこそ、そういう話をしたのだろうと思います。元気なころの母ならば、最初の日にいやみの一つも言いながらお金を払って揉めごとを回避しただろうと思うのです。しかし、このときは、母の間違いだという先方の主張を受け入れて、お金を払ってしまった私の行為によって自分のプライドが傷つけられたという思いが母を悔しがらせ、怒らせたのです。この日記を読むたびに、母の激しい怒りの裏にある老いの悲しみが行間からにじみ出てくるように感じます。仕事帰りに店によって支払いを済ませ、それから母の家に寄って報告をするのではなく、お金を払いに行く前に、母の話を一度ゆっくり聞いておけば、もう少し穏やかに終わったかもしれません。私の配慮のない言動が、揺らぎつつあった母の自信を決定的に傷つける一撃になりました。そうして、私がそれを知ったのは、これから一五年以上が過ぎ、母の日記を読んだときのことでした。

この年、認知機能の低下に関するエピソードが記載された件数は前年に比較して倍増し、二三件にのぼります。結城屋騒動に関する記載は何度も登場するので、具体的な失敗の数は一七件です。お金にまつわるもの二件、家の中でのなくしもの四件、家の外での忘れ物、落とし物三件、約束の勘違い四件、料理の失敗、手抜きに関するもの三件、その他一件です。

約束の勘違いについては、前年までとは異なって、相手方や周辺の人への実害が生じています。落とし物に関しても、そのためによその方に迷惑をかけたりお手を煩わせたり、あるいは家の鍵をなくして、新たなものに付け替える工事をしなければならなくなったりと、今までのちょっとしたうっかりということとは違った深刻味が生じています。勢い、母の受け止め方も深刻で、前記、結城屋騒動のときは激しく反発しましたが、「本当になくしものが多くて情けなくなってしまう」「北斗［義弟の子］の電話の紙をなくした。又ボケた」「私はやっぱりボケが始まったのかしら。情けなくなってしまう」「このところ失敗ばかりで頭がボケてしまいそう。すっかり疲れた」と、否定的なコメントが多くなりました。

外出の頻度でも、訪問客の数でも、前年までと大きく変化がないように見えるこの年は、後から振り返ると、大きな分水嶺でした。

七七歳(二〇〇一年)「面倒なので雑炊にした」

二〇〇一年、来客は、これまでで一番少なく、一か月に二、三人に減りましたが、外出件数は三〇回を超えていました。この年も、生活の中心は、短歌、信仰、ピアノでした。プールやストレッチの記載は減少しますが、行かなくなったのか、書くほどの印象がなくなったのかは不明です。

四月一日(日)　昨日にかわる晴天。福島一基君の助祭叙階式。森司教様の司式で、岸神父他大勢神父様方がみえて賑やかな中にも厳粛で、福島君もとても立派になって皆大喜び。ご両親も一応ほっとなさっただろうが、一生たいへんだ。みーこにもこういう式を見せたかったのだが疲れているようなので休ませた。夜ハッシュドビーフを作る。

四月二日(月)　昼間はピアノの稽古と読書。夕方から橋本祐子さんのリサイタルに山川さんと行く。『まひる野』の大勢の方と会う。坂本さんは風邪で休み。やさしい音楽でエレクトーンが美しかった。又フルートとの合奏もよかったが、いわゆる近代的のジャズ風の合奏はつかれた。祐子さんはとても美しかった。

四月三日(火)　しばらくサボったので、家中に掃除機をかけ、花や植木に薬の水をやり、大働き。毛糸物洗濯したら草臥《〔くたび〕》れた。ララポートに買物に行って、帰って昼食をとったらグッタリ。それで昼寝一時間ほどしたらやっと人心地になった。夕方ウエスト直し。大下さんにブール〔丸いフランスパン〕を宅急便で送る。夜は読書。明日亀井さんと会うのでプランをと、久美子、邦子さんの智恵を頂く。

四月四日(水)　亀井さんと東京駅で落ち合って、山種美術館へゆく。昨日邦子さんから教わったので(さくらさくら展)(日本画)、お偉い方々の名作が並び、小じん《ママ》まりした静かな美術館。帰りは千鳥ヶ淵のお花見をし、東京駅に戻って大丸で遅い中食をし、ゆっくりお話しして楽しかった。少々くたびれた。明日は葦の会〔東京女子大学国文学科同級生と成城で開催する古典文学の勉強会〕。これから又下読み。原沢さん、見える由。

四月五日(木)　朝カットにゆく。早くしてくれたので時間が余って本屋を見ていたら、石上《いそのかみ》露子の本が見つかった。松村〔緑〕先生〔東京女子大の恩師〕とも係《ママ》りのある本で面白そうだったので高かったが(五五〇〇円)買った。電車の中でずっと読みながら葦の会へ。急行に乗りかえるのを忘れて時間ギリギリになった。原沢さんがいらして嬉しかったが、やはり元気がない。不安。今日はお喋りが長くなって勉強は私一人分で終ったが、たまにはよい。帰ったら七時になった。急いで夕食。明日の吟行会の支度。

四月六日(金)　つくし会の吟行会花見。新宿御苑にゆく。北村さんも久しぶりに出席。坂本さんは体調が悪く、昼食後の歌会がすんでから早く帰られた。桜は満開。そろそろ散り始めたが、紅白、しだれ、様々ですばらしかった。他に海棠《かいどう》、桃、山吹等も咲き競っていた。珍しい落葉松の気根《きこん》や鬱黄桜《うつきさくら》、大島桜など北村さんに教えて頂いて久しぶり〔に〕楽しかった。夕方歯科医院で義歯を修理して頂く。范さん明日休みとのTELあり。疲れたので助かった。

四月七日(土)　范さんが休みでほっとした。今日から聖書一〇〇週間が始まるので、創世記一、二章を午前中かけて何度も読む。これはよいことだと思った。今まで気づかず読んできたことがいろいろ問題点を見つけるということになる。ただ余りにもプリントが多いのとあれこれ話が多いので、頭が混乱して了う。もう少しさっぱり静かにゆかないかな、疲れるなと思う。夜告解のため教会へ。枝のミサもうけた。

この年も母の意欲や好奇心は依然として旺盛で、展覧会、音楽会など、過剰なほどの活動を続けていました。自宅に人を呼ぶことは減ったようですが、外で会う友人、知人の数は今までと変わりなく、短歌、教会の関係、幼稚園の同級四人組、東京女子大の同窓生、中には、私自身は卒業以来まったく付き合いがない、私の中学校時代の友人のお母さん、というのまであります。三月一八日には、ついに念願のピアノを買います。

この年は、何度か親族や知人の葬儀がありましたが、母はそれらの行事をこなし、特に、一九九七年に長兄が亡くなった後、老人ホームで暮らしていた兄嫁の終末期の世話をし、葬儀や納骨を取り仕切りました。ただし、葬儀や納骨のようなエピソードが終わるたびに「みどりのおかげで無事に終わった」というコメントがあるので、自分一人では少し心もとなくなっていたのかもしれません。

一見、今までと変わらない生活をしているように見える母の日記には、この年、明らかに認知機能の低下の結果と思われる記載が増えます。前年四件だった約束の取り違いや、時間の勘違いは七件に増えました。

二月一四日　朝、ピアノ、間違って三〇分早く一〇時に伺ってしまった。又失敗。
九月一三日　水曜日だと思っていたら木曜日だった。アルツハイマー病かな(一〇日に正彦テレビ出演、若年性アルツハイマー病について)

大事なもののしまい忘れの記事も二件あります。さいわい、どちらも、同居していた娘が、一緒に探して発見されるのですが、なくしたことに気づいた母は、まず、娘に気づかれないうちに自分で何とかしようとあちこち探しまわる、いよいよだめだとあきらめて娘に泣きつくというパターンを繰り返します。

八月一三日　ミーコから預かった印鑑と保険の申込書をなくしてしまって昨夜から夢中で探したが見つからない。今日も一日中。大切だからとわざと目立たないどこかにしまったのがどうにも思い出せず、家じゅうを探したが出てこない。

八月一九日　ミーコが休みなので私の部屋の印鑑探しをしてくれることになっていた。「あったわよ」とミーコ。習字の机の横にリリアンの袋に入れて立てかけてあった由。印鑑はご丁寧に私が小さい布の袋に入れてあった。保険の紙はビニールの紙ばさみに入っていた。私はハトロン紙の封筒に入っているものとばかり勘違いして信じ込んでいたので、もしかしたら覗いたかもしれないのに解らなかったのだ。やっとほっとした。思い込みの激しい癖は改めなければならない。

これで、自分がしまったということを忘れてしまえば、もの盗られ妄想へ一直線です。このほか、生協への注文をダブってしまって同じものがたくさんたまってしまったとか、ごく簡単な漢字を間違えて、留学生に指摘されて恥ずかしかったといったエピソードが、「ボケたかな？」と不安をのぞかせる言葉や、「しっかり字を書かなければだめだ。自戒しなければ」と自分を鼓舞したりする言葉とともに記載されています。

この年、目立つのは、料理の失敗やそれに関連する記載です。私たちが子どものころ、質素な時代であったことに加え、夫が毎日家で仕事をしていた関係もあり、食事はほぼすべて、母が作っていました。看護婦さんやお手伝いさんも一緒で、結構大人数でしたが、店屋物の出前を取るとか、お総菜を買ってくるとかいうことは、ほとんどありませんでした。私が、出前という言葉を知ったのは、小学校の高学年のころ、テレビのサザエさんによってでしたから、わが家にはそういう概念がなかったのです。

ところが、この年の日記には、何度か、デパートで総菜を買ってきた、という記載があります。例えば、一一月一三日、母は船橋の家から世田谷の同級生のお家に伺い、伊勢物語の輪読会に参加して午後四時半にそのお宅を出ました。その日の夕食について、「みーこはお花なので、帰りにクリームコロッケを買ってきて食べてみたが、やっぱり出来合いのおかずはあまりおいしくない」とあります。料理が負担になっていたようで、六月二〇日には、一日中、短歌の会に参加した後、「帰って、面倒なので雑炊にした。生協のものだけれどケーキがあったのでそれとコーヒー、それでおしまい」と書かれています。「面倒なので雑炊」はこの年、母の日記に何度も登場します。娘が家にいて、夕食を作ってくれた二月一七日の日記には、「今日は、ミーコが作ってくれたので、助かった」と書きました。最後の「助かった」から、本当に心からほっとしている空気が伝わってくるような記載なのです。七七歳の女性が、あちこち飛び回って一日過ごせば、夕方家に戻って雑炊しか作らなくても不思議ではないかもしれません。しかし、この年の母の料理に関する記載は、これだけでは収まりません。

四月三〇日　庭の蕗をとって筍と煮たら最後のところでまた焦がしてしまった。情けないより危険なので粗相のないよう十分気を付けなくては。夜はがっかりしてしまった。

五月一日　先日焦がした蕗をもう一度、今度はツワブキと煮る。ミーコに言われたようにタイムスイッチをかけたのでうまくできたが、また別の煮物で焦がしてしまった。本当に嫌になってしまう。

九月二四日　ミーコが晩御飯までに帰るのでてんぷらにした。このごろ、怖いので止めていた。もうこれで終わりにしよう。粗相があっては大変だから。

一〇月一一日　料理がうまくできなくて情けなくなる。この頃めっきり下手になって困る。一所懸命してもどうも味付けがぴんと来ない。

一〇月一一日のように、料理が上手にできないということは、料理のプロセスで手際が悪くなる実行機能の障害、塩を加え忘れたり、逆に、すでに塩を振っているのにもう一度やってしまったりといったことの原因となる記憶の障害など、さまざまな要因で起こります。鍋を焦がすのも、鍋が火にかかっていることを忘れるという記憶の問題であると同時に、一度に複数のことをしようとして注意が逸れてしまうことなどさまざまな認知機能低下と関連しています。てんぷらが怖いというのは、油を火にかけるという作業がさまざまな理由で危うくなっていることに気づいていたからだろうと思います。料理中ではありませんが、母は、この年、二回台所でやけどをします。そうしたことも、母の自信を揺るがしていたのかもしれません。

料理の問題とは別に、この年の日記には、母の実行機能の低下を裏付けるエピソードが二つ出てきます。一つ目は、前年末から編み始めた孫の毛糸の帽子がなかなかでき上がらなかったことです。母は、編み物が上手だったので、子どもの帽子など、一晩で仕上げることができました。しかし、このときは、失敗してほどき、もう一度編み直す、といった作業を繰り返して、ようやくでき上がったのです。

もう一つは、聖書一〇〇週間という教会の行事への挑戦と挫折です。聖書一〇〇週間は、一九七四年にルドールズ神父が発案した、一〇〇週間で旧約、新約聖書を読破するという勉強会です。四月七日、母の日記には、「今日から聖書一〇〇週間が始まるので、創世記一、二章を午前中かけて何度も読む。これはよいことだと思った。今まで気づかず読んできたことがいろいろ問題点を見つけるということになる」と積極的に意欲を示しながら、「ただ余りにもプリントが多いのとあれこれ話が多いので、頭が混乱して了う。もう少しさっぱり静かにゆかないかな、疲れるなと思う」と自信のなさをのぞかせます。実際、聖書一〇〇週間は、ついていくのが難しかったようで同じ年の一〇月二五日にはギブアップをします。そのこと自体は、軽率にあれこれ首を突っ込んでは破綻する母の行動パターンに照らして理解できないことではないのですが、このときも母は、少し心にひっかかる記載をしています。

一〇月二五日　聖書一〇〇週間は重過ぎると思うので意を決して山上さんに電話した。意外にさらっと承諾していただけてほっとした。あらかじめ感じていらしたのかしら？

たぶん、引き留められるのではないかと思い、あれこれ考えて思い切って電話したのに、お相手は、あっさりそうですか、と承諾されたということなのです。母も書いているとおり、それまで半年の勉強会で、母が混乱してついてこられない、ということに、周囲の方々が気づいていらっしゃったからだろうと思います。もっとも、この聖書一〇〇週間は、この後も、皆様のお力添えで苦しみながらも継続しています。

たまたま、この年の九月一〇日、私はＮＨＫ教育テレビに出演して若年性アルツハイマー病について話をしました。九月一三日の日記に、「水曜日だと思っていたら木曜日だった。アルツハイマー病かな」と書き込みました。私がテレビ番組で話すアルツハイマー病の症状を、自分の昨今の経験と引き合わせ、不安と闘いながらテレビを見つめていたのでしょう。私はこれまでも毎年、何度かＮＨＫの教育番組に出演していましたが、前年までの母の日記には、番組に関するえらそうなコメントと、知人から番組を見たという電話があったといううれしそうな記述があるだけでした。しかし、この年の反応は違っていました。

私たちは、母の手料理で育ち、母が作ってくれた服を着て学校に通いました。母にとって、料理も裁縫も、いわば生活の一部でしたし、母親として主婦として、母としてのアイデンティティの一部を形作るものでした。三〇年以上前、私の留学先のロンドンに、妻とお揃いで色違いの手編みのセーターをクリスマスプレゼントとして送ってくれました。私は今でも、冬になるとそのセーターを愛用しています。それが、この前年あたりから少しずつきしみ始め、母の心に小さなシミのような不安が生じ、この年、その小さなシミが拡大し、やがて不穏な黒い雲のように母の心を覆いつつありました。

ここまで来れば、認知症が起こっていることは歴然としています。一緒に生活をしていた妹は母の変調に気づいていたのだろうと思います。しかし二時間とかからぬところで生活していながら、私は現実をみようとせず、妹の心配を聞き流しました。

この年の大みそか、母は日記の最後に「ボケというかもの忘れと思い込みの激しさでミーコをしばしば困らせたり、いらいらさせる」と書きました。「危ないからてんぷらを作るのはもうやめよう」と秘かに決心し、それでも、今日は娘の帰りが早いから「もう一度だけやってみよう」と一人、夕暮れ時の台所で考えている母の姿を思い浮かべると、涙が出てきます。私が子どものころ、家族五人に看護婦さんやお手伝いさんを含めた大人数でする夕食で、食べる人数が変わっても調整しやすい天ぷらは、いざというときの母の奥の手だったのです。

七八歳（二〇〇二年）「東京の老人ホームに入りたい」

この年も、母は和歌の会、教会の活動、ピアノのレッスン、スペイン語講座に精を出し、プールでのウォーキングも続けました。母の生活は、表面的には大きな変化はありませんでしたが、認知機能の低下に起因するトラブルが増え、母は、しきりに自分のこれからの生活を気にするようになりました。体力低下も目立ち、医療機関の受診が増えました。

四月一日（月）　テレビの朝のドラマも変わって新学期。トモも四年生になる。洗濯物、沢山出たのをミドリさんがかついで行った。掃除をして、テキストを購入にいって、大野さんに章一郎先生の「西行」の本を送り返し、生協があって何となく忙しい。ピアノが今週又あるので大変。保元物語をよみ始めた。少し風邪気で早寝する。

四月二日（火）　熱があって一日ぐずぐずしていた。但し西行の本を読み了え、保元物語のさわりの処を読んでその始末を思い出した。午后『まひる野』が来たので読む。厚い本で〔窪田章一郎〕先生の追悼号。川上さんご夫妻や佐々川さん、大村さんなどの一文ものせられ、橋本〔喜典〕先生方のご苦心が偲ばれた。よい記念号。午后からずっとベッドに入る。

四月三日（水）　朝普通に起きたが、食欲がなく、それを昼食に食べた。『まひる野』を読んだりＴＥＬしたり。鼻水がおさまらず少々苦しい。ＴＥＬ池本さんより。原沢さん、飯森さんにＴＥＬ。園遊会に誘われる。行こうかと思ったら二八日は北村さんのエリカだという。大上さんも都合がわるいのでキャンセルするかも？　早く休む。

四月四日（木）　朝、皮膚科へ。なかなかよくならないので伺った。いつもの薬だが一応安心。

熱は余り出ないのだが、鼻水が出てやり切れない。目もショボショボなので昼間から横になる。よく眠った。午后三越から先日頼んだジュータンが届く。三越で立派なものの中でみた時はみすぼらしくてどうしようかと思ったが、部屋に拡げてみたらすてきとはゆかないものの分に合ったものかも知れないし、床にポコポコ釘あとが残っているよりは余程ましで喜んでいる。ベッドの下に挟みこむのが病身にはやや骨が折れた。旅行の前に風邪をひきこんで困って了う。ピアノも延期して頂いた。西行のあと保元物語をよむ。面白い。『まひる野』の章一郎先生の追悼号も厚いのが届いた。読みでがある。

四月五日(金) 漸く鼻水が止まった。熱が高くない割には大分降参で、毎日昼間もよく眠った。今日も午后眠る。やっと快くなって、夕食は親子丼を作った。みーこが学校なので夜遅く食事するので、手のかからないようにした。久しぶりに外に出て、パンを買いにララポートへ行く。バスで帰る。何だかだらしがないけれど仕方がない。上手に快服させなくてはならない。夜ジョンコ[如一、義弟]にTEL。姉上の幼少の写真を送る。

四月六日(土) 柏井の斎藤淳さんが筍を届けて下さった。優しい方でいつもありがたい。大小六本ほど。内野さん、加山さんに分け、あと山本さんに届けたら、山本さんには千間神社の筍が庭に出てくる由で、驚いてもって帰った。それからヌカで煮る。そして聖書一〇〇週間へ。朝がたがたしたのでその時間に読みこむ。予定がフイになって少々苦しかったが、皆さんのよい意見を伺えた。サムエルの御絵と内山さんがイタリヤで買っていらした最後の晩餐の大きなカードを頂いた。久しぶりに人の中に出たらやはり体の調子がよくなくて早々に帰宅。みーこは東京の学校だったが私より早く帰っていた。土曜日に出るので多分にキツイと思う。今夜は甘えて夕食の筍の天ぷらをあげてもらい、おいしく頂いた。夜邦子さんからTEL。月曜日の至現会[展覧会]出席できないかもしれないと話しておいた。相変らず楽しいが長い電話。今夜は又お風呂はやめて休む。

四月七日(日)　風邪がぐずっているので今朝はミサを休んだ。A一家が夕方来てくれるというので掃除をし、みーこは筍ごはんを作った。昼間、千枝子さん、駒野さんと一緒に吉野行の切符を買いにゆく。今日はミーコが家にいてヨーグルトケーキを作ってくれてとても美味しかった。さっちゃんにピアノをみてもらいたかったのだが、話がはずんでいて(みーこと)ちょっと云い出せなかった。残念ながら……(尤も、上手にひけないので半分はずかしかったのだけれど)　皆で来てくれて嬉しかった。夜MからもTELあり。今日はバンザイ。

お気づきのように、四月二日、四月四日に、窪田章一郎先生追悼の「厚い」『まひる野』が届いたという記述が重複しています。二日に着いていたものを四日にも読み直して、その日に着いたと勘違いしたのだろうと思います。

この年の四月九日と一〇日、母は短歌の仲間四人と一緒に吉野に桜狩をします。旅行の前には先の日記にあるように西行に関する参考書を読み、吉野山では現地で、西行の事績を訪ねます。このほか、何回か、教会のお仲間や、短歌の会の方々と国内を一、二泊で旅行しています。この間、あるいは旅行から帰った後の日記は、普通に書かれています。

相変わらず知的好奇心は旺盛で、三月からは、新たに万葉集の講義に参加し始め、「大江健三郎『「自分の木」の下で』を読んだ（一月二八日）」「岩波ホールまで平塚雷鳥の映画を見に行った（六月三日）」「梅原猛『神々の流竄』を読んだ（一〇月二四日）」という風に知的なチャレンジを続けます。四年前と同様、サッカーのワールドカップには興味を持っていたようで、六月四日のベルギーとの緒戦、一五日のチュニジア戦、一八日のトルコ戦、さらには三〇日、ブラジル、ドイツの決勝戦まで、コメント付きで勝ち負けが記載されています。サッカーはキーパー以外、手を使ってはいけないという以上のルールを知らなかった母が、一人で深夜にテレビ観戦をし、「サッカー決勝戦、ブラジル対ドイツ、二対〇でブラジルの優勝。ロナウドのシュートが二点、ドイツのキーパー、カーンはすごかったけれど、やっぱりかなわなかった。これで熱戦のサッカーも終わり」などと、日記に書いている姿を想像すると少し救われた気持ちになります。

この年の日記には、「疲れた」という言葉が頻繁に現れ、歌が締め切りに間に合わない、という嘆きが増えます。図2は、日記に用いられたボキャブラリーを、言葉の意味によって分類し、出現頻度をしるしたグラフです。この二〇〇二年を境に「不調・心配・後悔」に関連する言葉が増加し始めます。

さて、ほぼ毎日、欠かさず書いていた日記も、この年の九月一日から九日の一〇日間には、一行にも満たない記載の日が五日間あるだけで、残り五日間はまったく記載がありません。これに先立つ八月下旬、母はとても忙しい日々を送っていました。

八月二四日から二六日にかけて、同人誌『まひる野』の研修旅行に参加します。二二日には旅

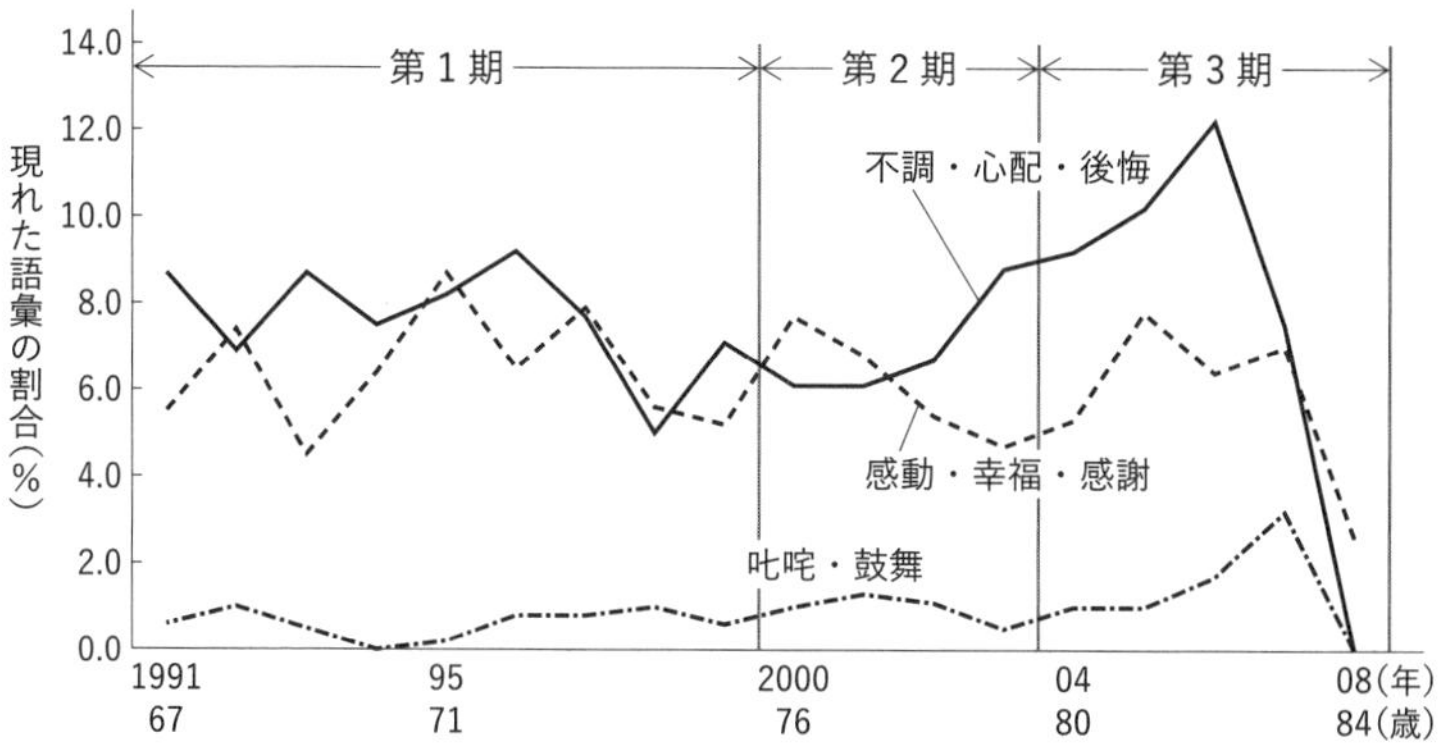

図2　日記に現れた語彙数の変化

行の用意を始め、「忘れ物の無いように子供並みの用心がいる」と、書きました。二三日には再び、「明日、『まひる野』の大会なので準備をする。大体整っているのだけれど相変わらず忘れ物をしないように、また、仕舞忘れをしないように念を押しておく」。また、この前後、なぜか遺言書を書き直そうとしたようで、「遺言書など一応目を通したのだけれど、そのまままた封をする。通帳などNo訂正」という記載があります。二四日から二六日の午前中まで歌会に参加し、二六日の夕方家に帰ります。二七日から三一日まで連日、疲れた、早寝した、ゆっくり寝た、という言葉がみられ、三一日には「ゆっくり昼寝、少し元気になった」と書きますが、九月一日の日曜日に「午後ニコライ堂、冨久子さん、いらしてくださり、共に祈る。ご一緒に食事して別れた。帰って沈没」、二日「疲労して沈没、ただただ眠い」、四日「西武[歌会]忘れてしまって大下さんからTELあり」、六日「母上命日」、七日「正彦、夜来訪。診てくれる」と、一行にならないメモがあり、三日、五日、八日、九日には、まったく文字がありません。かかりつけの先生を受診したという記載もないので、特に症状があったわけではなく、ただただ疲れたということかもしれません。

母のこの時期の生活の最大の問題は、七八歳の老人としては、あれこれとやりすぎる、外出が多すぎる、ということだったかもしれません。今から振り返ると、このころの母は、なんだかむきになって、何かしなければと強迫観念に追い立てられていたようにさえ見えます。

認知機能に関する記述は、これまでで最も多い二六か所にのぼります。中でも多いのは、将来の身の振り方に関するもの六回、続いて、忘れ物、なくし物五回、現状に対する嘆き四回、料理の失敗三回、記憶障害に関連したもの二回、日時の間違い二回、短歌ができない二回、その他二回です。

この年、母は生活のさまざまな場面で能力の低下を自覚するようになりました。二月には、改装された銀行の貸金庫で当惑します。二月一二日には「三菱〔銀行〕の金庫がやたら難しくなって怖い。ドアが閉まったら一人ぽっち。慣れるまで大変だ」と書きました。料理の失敗も母の自信を傷つけました。「すき焼きにするつもりで支度をしたら、ご飯を炊くのを忘れていて、スーパーでご飯というものを買った。お父様がいらしたら大目玉で食べていただけないだろう（二月一八日）」「生協で苺をたくさんとったのでジャムを作る。久しぶりなので調子が狂って失敗してしまった。二口目は何とかよさそう。どうも料理もすっかり下手になって情けない極み（三月一八日）」。五月五日、孫を招いてこどもの日を祝いますが、その折、「お赤飯は新しい炊き方でしたが、結構うまくいった。さっちゃんに指南してもらったのがよかった（心配だったので）」ということになります。ジャム作りの失敗談もさることながら生協で苺をたくさんとったという話も、注文のし損ないだったのかもしれません。一一月二五日にも「生協は思いがけなく沢山荷が来て困った。私もいよいよ呆けたのかしら。買い込みがいっぱいでミーコに叱られそう」という記載があります。

忘れ物、なくし物の類は、母にとって、最も直接的に自分の能力低下を突き付けられる事態でした。しばしば、失敗のエピソードを記した後に母なりのコメントが記されています。一月一三日に薬を薬袋ごと紛失し「全くこの頃は忘れがひどくて自分乍ら心配」、三月五日は買ったテキストを本屋に置き忘れ、「本当にぼんやりで嫌になってしまうが、この手の失敗は若いころからで、今更ではない」、八月一四日には、なくし物を探して室内を捜索したという話に続いて、「今、ここにあったものがもうわからなくなってしまう。まさしくボケだが、私は若いころから忘れ物、失くし物、勘違いの名人だから、この先どうなることかと心細い」、一二月一一日には、妹の通帳が貸金庫の中にないと思い込み(後に間違いだったと知れるのですが)「この頃、呆けは一通りでないので、もう嫌になってしまう。努めなければならない」と書いています。おっちょこちょいでなくし物が多いのは、若いころからの性癖だと考えてむりやり納得しようとしても、認知症が始まったのではないかという抑えきれない不安がにじんでいます。

約束の勘違いや、間違いも増えましたが、三月二五日、仲の良い幼稚園同窓四人組で佐倉のＤＩＣ川村記念美術館に出かけた折には、失敗のないよう早く起きてあれこれ準備に夢中になるあまり、約束より一時間も早く出かけてしまいます。途中の駅で気がつきますが、そこで待ち合わせようとして、また一本早い電車に乗ってしまいました。日記の最後に、「[気がついて下車したターミナル駅で]お祈りや歌作りに時を過ごしたがメモをしていなかったのでわからなくなって、約束のより先の電車に乗ってしまった。車中で考えて気がついたが間に合わないので、佐倉で一台待って合流した。時間や日にちの間違いが多く、思い込みが激しくて心配。元々その方面に弱いのだが、よく注意しないととんでもないことになる」と書きました。

こうした失敗のエピソードの増加とは別に、この年の記載で目立つのは、認知機能の低下に対する嘆きと、今後の身の振り方に関する不安です。

二月一〇日　今後の住居等、一度ゆっくり相談したいのだが、どうも彼女[同居している娘のこと]には話がしにくい。息子たちもなかなか時間を作ってくれないので皆で一緒に話し合うことができない。それで今までぐずぐずしているのだけれど。

九月一六日　正彦と陽彦にミーコが招集をかけてくれたらしく、老人の日の集いを催してくれた。何はともあれ集まってくれるのは何より嬉しく、ミーコの気持ちも可哀想。ひとりで私を背負わされている気がするのだろう。(略)何とか元気で生きて、あと三人が仲良くしていってくれればとそれのみを願い、感謝の思いでいっぱい。

九月二一日　ミーコは良くしてくれるし、私との暮らしも我慢してくれているようだが、私だってこの頃力が抜けてしまう。鬱陶しいのだろうが、私が忘れるからと人の名前を面倒がって教えてくれない。表にでもして張っておこうかと思うが、すぐに形を整えて思い出せない。

旅行に行っても話を聞かせてくれないし、こちらの旅の話も聞いてくれない。テンポがまったく合わなくなった。グズグズされるのが嫌なのだろう。

一一月一〇日　教会を休んで、お茶の水に老人ホームの案内会があるので出かけてみた。一応先生の痴呆症状についての講義があり、あとホームの紹介、パンフレットを沢山もらって帰る。一応、勉強してみる必要ありと思ったので。

母は、同居している娘に迷惑をかけまいと頑張る一方で、歌の会でも、教会の集まりでも何となく居心地悪さを感じ、家では、娘や息子たちの生活のペースから取り残される寂しさを感じるようになっていました。私たちはといえば、広い家でゆったり暮らしてきた母が、老人ホームに入居して気持ちよくやっていけるとはとても思えませんでした。私たちには、そういう話が面倒であり、不安でもあったので、できれば、その話は先送りにしたい、本当に困ったときに何とかすればよいと(何とかなるかどうか、具体的な算段や計画があったわけではありませんが)、母の問題に直面することを避けていました。

このころ、母が老人ホームに入りたいという話を始めると、私は面倒になって話題を変えようとしました。実際、母の話は堂々巡りで、だからどうしたいのかという、具体的なことがわからないのです。ただ、自分が生まれ育った東京に戻りたい、老人ホームで生活の面倒を見てもらえば、娘にも迷惑をかけず、古い友達とも頻繁に会えるから楽しく暮らせるはずだという話は、私にはまったく現実的とは思えませんでしたし、実際、この時点で、母の希望どおりにしてもうまく行かなかっただろうとは思います。それでも、三月三日、東京生まれの親しい友人が、嫁ぎ先の千葉を去って、東京の老人ホームに入るという話は、母にとってとてももうらやましい話でした。東京に行けば、東京の老人ホームに入れば、今の生活のわずらわしさから逃れることができる、と思う母の気持ちは、私たちには非現実的な計画でしかありませんでしたが、その裏にある現在の生活や将来への不安、認知症に対する恐怖感は真実であり、極めて具体的なものであることに、私は気づきませんでした。いいえ、気がつくのを恐れてあらぬ方を見ていたと言った方がいいかもしれません。一一月一〇日、教会のミサを休んでまで老人ホームの案内を聞きに行くという実力行使に出た母でしたが、このとき、すでに、母には、これから先に一人で進むだけの能力は残っていませんでした。

　外見はあまり大きく変わっていないかに見えた母のこころの世界は、だんだん寂しいものになっていきます。短歌ができないという記載は、実は以前からたくさん見られるのですが、この年には自分の感情の変化に関連づけて歌ができないことを嘆くようになります。例えば、一〇月二九日には、「どういうものか、この頃感情もないし心が乾いていく。全く歌が作れない」とあります。一二月一四日には体調を崩して、毎年開いていた留学生を招いてのクリスマスパーティを突然、中止します。一二月二六日には、「今年は家でクリスマスパーティが開けなかった。来年は？」と言外にこれから先の不安をにじませます。

　一二月三一日、大みそかの日記に母は、「無事に一年を終えることができたのも皆のおかげ。すっかり世話になる身になってしまった。来年からは身辺掃除《ママ》をしてなるべくシンプルに生活してゆくよう心がけようと思う。まずはありがたい一年だった」と書きました。

七九歳(二〇〇三年)「情けない、恥ずかしい、早く消えたい」

この年、一か月あたりの来客は数人になりました。母が自宅に友人、知人を迎えるということは、めっきり少なくなりました。一方、外出は二五回を超えています。映画、美術展、音楽会と頻繁な外出は相変わらずでした。プールや体操に出かけたという記載はほとんど見られなくなりましたが、短歌の会、教会、女子大の同級生と古典を読む会などには参加を続けました。もっとも、短歌の会はいろいろな理由をつけて休んだり、途中で抜けて帰ったりすることが多くなりました。教会の聖書一〇〇週間は、たぶん周囲のご厚意があって、何とか参加を許していただいていたようですが、これも、前年からすでにアップアップで、本人もそのことを自覚しており、体調不良を理由に休むことが多くなりました。

四月一日(火)　あっという間に四月になった。今日は暖いのでスカートにした。ズボンをぬぐとやっと春になった実感がする。午前中、先日の事故の始末に塗装屋さんが来て塀を直してくれた[わが家の塀がスリップした車によって破損された]。真新しくなって有難い。隣の藤岡さんのあとに新入が入ったが、追っかけてきて挨拶の品物だけ下さって、名も告げないで帰っていった。少しはマシかと思ったが少々？　今日は休日気分。

四月二日(水)　朝から終日雨。花冷えともいい難いほど寒い。朝ピアノ。あと先月の会計の計算やズボンの丈つめ。久しぶりの裁縫にミシンはうまく動かず困った。結局手ぬいでしたが、一度修理しておかねばならない。夕方ララポートまで明日の墓参の花や、食材少々、パン等買いに出る。驚くほどの人出で驚く。春休みのためか若者が多いが、何を買うのか遊ぶのか？

四月三日(木)　ヨヱちゃんの誕生日なので一緒にお墓参り。(ヨヱ君の母君の命日。四月一九日なので早目に)会食する。ハゲ天でおいしかったが、心ばかりで少々お粗末？　かとも思ったが、余りきばらない方がよいかもと思って。桜満開。帰ってからピアノ。やっと弾けるようになった。冬物の服をしまい、いよいよ春物。今までのものでどうやら間に合いそうでよかった。

四月四日(金)　午前中、ピアノのけいこ。その後パンを購いに船橋へ。三菱、三井、預金通帳書込と預入。一応、洋服の処を見学(？)。特に購入することなし。桜があちこちでやや寒そう。帰ってから疲れて昼寝していたら、渡部さんからTEL。『葦』を始めて読んだということに驚く。彼女は仕事仕事で一ぱいだったらしい！　夕刻から一○○週間。○○《ママ》どうもわからない。

四月五日(土)　昨日も今日も正木さんからTELあり。今度の旅行のプランを承る。石垣島とその周辺の三島で二泊三日。その前に耶馬渓《[やばけい]》に来るよう誘われる。少し静かに姉と会いたいと思っていたのでご厚意に甘えることにする。日程などみーこと相談。前半みーこも行けるとよいと思うが……。夕方ふみ子さんにTELする。相変らずらしいが一人で病床で頑張って居られるらしい。いろいろの人生があるものだ。私など尤体《ママ》ないので文句は言われない。みーこ教会で『みのり』編集。

四月六日(日)　昨夜の雨で桜が大分散ったことだろうと思っていたら、みーこが教会の往復に桜の下を通って桜を見せてくれて嬉しかった。教会は大掃除だったので八分目位まで手伝って退散した。午后はみーこが花壇の手入れをしてくれたので手伝ったり、みーこのセーターの袖口をつくろったり、スカートのウエストを細くしたり(バンザイ)、家庭的にすごした。よい休日だった。夜久しぶりにみーこがチキンカレーをおいしく作ってくれた。

四月七日(月)　昨日の風で桜も散って了ったかと思うが今日はほかほかと暖かい春の日。午前中、額の皮膚が炎症をおこしているので皮膚科にゆく。混んでいて大変だがよく診て下さって、やはり伺ってよかった。内服と塗薬を頂く。大先生が過日亡くなられたので大変だろう。午后はセイキョウ。久しぶりに英語会話の放送をきいた。スペイン語より近い感じで楽しかった。

この年、これまで親しんできた短歌の会でうまくいかないことが増え、教会の聖書一〇〇週間も、ほとんど苦行になってきました。四月六日のように、娘と一日一緒にいて家事をしている日の記載が一番穏やかです。一人で過ごす日でも、外出の予定がなく、短歌投稿の締め切りもなくてゆっくりとすごせる日は、静かな気持ちで過ごせたようです。

八月一四日　朝から雨。日本中、夏にならない。外出の予定がないので朝、掃除。はたきを作った。午前中はピアノの猛練習。どうしても引っかかってしまう場所を部分的にレッスンしてみた。雨がひどくて外出できないので抽斗や、冷蔵庫や、気の付いたところを掃除したり片づけたり。今週は外出の予定がないのでいろいろ手をまわしている。歌でもできると良いのだけれど。幸田文さんの『木』を読む。

この年のビッグイベントは、四泊五日の九州・沖縄旅行でした。大分に住む姉夫妻を訪ね、三人の姪の世話で石垣島、西表島、竹富島、由布島など八重山群島をめぐりました。五月二〇日に羽田を経ったときから、二四日夜、再び羽田に戻るまでの間、日記の記載は詳細で欄外にまで細かい文字で普段の倍近い文章が書かれています。帰った後も、翌日の日記からしっかりと記載されており、前年までの旅行とは違います。たぶん、気のおけない親族に案内されて緊張しなかったために、身体の疲労はともかく、精神的に疲れ果てるということがなく、旅行を楽しんだのだと思います。ちなみに、四月三〇日から娘と二人で出かけた一泊二日の清里旅行のときも、楽しそうな記載が欄外まであふれています。

そうはいっても、この前後から、母の認知機能の低下は、加齢変化という範囲を超えて進行していることが明らかになり、母の精神機能は少しずつ崩壊が加速し始めました。母は、ますます強く、切実に自分の能力の低下を自覚するようになります。この年、認知機能の低下に関連する記載は二四回です。「万年筆を取りに行ったら、取りやめて私が持ち帰ったと言われた。控えが無いので私の勘違いかもしれないと家中探したが万年筆は見つからない。このごろ、記憶に自信が無いので困る(二月二八日)」「ピアノ、間違えて三〇分早く行ってしまいご迷惑をかけた。どうも、時間と曜日の錯覚が多く、気をつけなければいけない(五月二八日)」「生協、間違えて注文したらしく、アジの開きが二組、ブルーベリーの実とジャムが両方来た。注文がダブったらしい。アジはお隣に一組差し上げ、ジャムは置けるので助かった。こういう無駄はバカ(七月一四日)」……。記銘力障害、見当識の障害など、アルツハイマー病の中核的障害が原因になったトラブルです。失敗そのものは大したことではなく、母も、何とか乗りきってはいるのですが、日記の行間に困惑がにじみます。

料理に関する失敗の記述も増えました。「このごろ、料理が下手になって失敗が多いし適当になった。年のせい?(四月二四日)」「[留学生のために]朝から料理の準備、こんなに面倒に思うのも年のせいか?　すし飯を炊く分量など料理の本を開いて探すのもおっくうになったが仕方ない(六月一四日)」「昨日、みどりがとってくれた梅の実の始末をする。こういう作業がとても面倒になったが、せっかくなので梅煮を少々、梅ジュース、熟した梅で梅ジャムを作る(六月二三日)」。今までだったら何の苦労もなくやっていた料理がうまくできなくなっています。「夜は、中華風に酢豚を作ったらご飯のセットをし忘れて炊き上がりが遅れた。でもミーコの帰りが遅かったので何とか間に合った。へまばかりしている(八月二四日)」「せっかくの照り焼きを丸こげにしてしまったが、ミーコは遅く帰ったので大丈夫、良かった。ピアノのけいこ?　うまくいかない(一一月一一日)」と続きます。物忘れや時間の感覚の薄らぎによる失敗は自覚できますが、今までどおりにやっているつもりなのになぜか失敗することについては自分ではそのメカニズムが理解できません。

「年のせい?」と自問しながら、そうではない不気味な変化が自分の脳の中で起こっていることを感じて、怯えている母の心が伝わってくるような気がします。目の不調で受診した順天堂大学に、電話でCT検査の結果を尋ね、「なんとも無かった由。序に、おつむテンテンの件も伺いたかったけれど、言い遅れた(一月二二日)」というあたりはまだ、受け止め方に、母らしいユーモアがあります。しかし、この後、「[雪の予報で教会の集まりをキャンセルしたことについて]だんだん消極的になるが仕方がない(三月七日)」「いろいろ思われて情けない、恥ずかしい、早く消えたい(九月二日)」「ともかく、私はしっかりして呆けてはいけない(九月二六日)」「もう人生の幕近いというのに何もろくなことができず、うじうじ過ごしている(一一月二三日)」「そろそろ幕閉じの準備をしなければならない。呆けて生きて困っている(一二月一六日)」と、失敗を重ねるたびに、自己評価が下がり表現に余裕がなくなります。

前年のように今後の身の振り方を自分で考えているような記述は減りますが、代わりに、母の先行きを心配した子どもたちが、集まって相談したらしい、という記事が二回あり、どちらについても、前年のような、自分の希望を記すことなく、その結論を心配しながら見ているという様子です。九月三〇日の母の日記には、「子供たちの三者会談で現状維持に決まった由。ミーコが少しかわいそう。良い人が見つかれば道も開けるだろうが、私も厄介者になってきたか? 何とか、呆けないで、寝込まないで終わりたいものだと思う」と書いています。

このほか、日常生活の細々とした困難が、母を悩ませるようになりました。「三菱銀行の金庫に恩給の証書を取りに行った。新しい金庫は様子がよくわからないで不安。ちょうど居合わせた方に教えていただいて用を済ませた。帰って、夜、ミーコに話したら、危険だから銀行の人に訊ねなければだめだと叱られた(七月八日)」。「会計の計算なんだかめちゃくちゃでうまくいかない(一〇月二四日)」とあります。

長年親しんできた短歌も作れなくなっています。「出した作品二首とも散々でがっくり。形だけで言ってしまっていると酷評されてどうにもならない。その上、坂本さんの歌に私がした批評もぴしゃんとやられてメチャクチャ、歌作が嫌になりそう(一一月二八日)」「歌もできない。このうえ、歌ができなくなったらどうしようと思うがカラカラ(一二月三日)」。短歌ができないということ、それを他人に直言されるという体験を繰り返すことで母の自尊心はまた、大きく揺らぎました。

第三期　八〇〜八四歳
——老いに翻弄される日々、崩れていく自我の恐怖

第三期は、母が長く参加していた社会活動の継続が困難になり、家庭生活にも支援が必要になった時期です。母は明確に認知症を意識し、自分自身の有り様に自信が持てなくなりました。

八〇歳（二〇〇四年）　「このまま呆けてしまうと思うと……」

五月、母は八〇歳になりました。この春から家事を手伝ってくださる方をお願いしました。この年以降、訪問者は、ほとんど、このお手伝いの方と私たち家族だけになりました。一か月の外出件数は二〇回ほどですが、外出先の、半分は医療機関で、行く先も交通機関を使う必要のない場所が多くなり、スポーツジムや映画、美術館などへの外出も減りました。かつてのように、留学生や友達が母を訪ねることもめっきり少なくなり、母の生活圏は縮小していきました。

四月一日（木）　朝病院。次回からはひとりで行くのでいろいろ要領を覚える。診察は簡単で調子は良好の由。薬も不要で八〇円の受診料。お蔭様で経過もよく、どんどん歩けとのこと。

早速帰りにみーこが浜離宮を案内してくれて桜、菜の花、タンポポ等一様に咲くのを見せてくれた。少々遠道で疲れたが、漸く世間に復帰した気持になる。帰途昼食の天ぷらを食べて（四八階カレッタ汐留）おいしかった。これで元気になろう。

四月二日（金）　朝、雨のやみ間に草とり。花が可哀想になったので。午后から運動がてら東武まで行ってみる。雨傘を杖代りにして。ヨヱちゃんに何かと思ったが、思いつかず、結局少々気晴《ママ》ってゴルフシャツを送る。明日誕生日だし、たまには驕って上げないとと思って……。他は何も買わず直ぐ帰ったが疲れた。Ａ、Ｍ宅にも何かと思うが、今日は間に合わない。夕方池本さんからＴＥＬあり。優しい方でうれしい。一〇〇週間次回予習。

四月三日（土）　暖かい一日だった。朝みーこは休みでゆっくりするので洗濯をする。短歌講座は時間変更で聞き損ねた。午前中みーこは掃除をしてくれた。私も庭の手入れなど。夕方、今日は枝の主日なので久しぶりにミサにゆく。田村神父様が一三人も侍者を連れてのミサで大変だった。古川神父様に御礼と献金。漸く復活祭の準備ができた。安心。

四月四日（日）　昨夜教会に連れていって貰ってよかった。予報通り冷たい雨の一日。食後又午前中眠って了って目が覚めたのは一時ちかく。昨夜疲れたためか……。午后テレビを観ながらモチーフを編む。毛糸が沢山余っているのでふとんカバーでも作ろうかと編み始めたが、やはり目が疲れてだめだ。少し気楽にひとりですごせる方法を考えてみたいが……。今日はみーこも在宅でのんびりした。

四月五日（月）　保険がつかえることが解ったので三菱に証書を取りにゆく。郵貯だけかと思ったら日本生命のも間に合う（八〇才まで）ことが解り、大いに喜んでいる。ところが家のＴＥＬがかからなくなってあちこちに連絡ができない。明日は来客なので明後日に送る。明日午前如一、午后石川さんが見えるので、買物を東武でする。帰途歩くのが大儀だったがまあまあがんばった。駒田さんを迎えて女子大のクラス会、私は欠席。飯森さんからＴＥＬ頂く。

四月六日（火）　朝如一さんが来て下さった。ケーキと山の枝をいろいろ頂く。嬉しかった。ヨヱ君と合流して墓参して下さる。ありがとうとても嬉しかった。午后は石川さんがいらして下さる。ジョンコのおみやげのチーズケーキを一緒に頂く。おいしかった。あたたかいお友達を持てて幸せだ。大下さんからお庭の□□《ママ》の写真入りの便りを頂く。これまた嬉しい。今日は万才。日生［生命保険会社］にＴＥＬ通じ、手続準備する。

四月七日（水）　しずかなよい日になった。松下さん、道子姉［三番目の姉］に快気祝。見舞郵送、小島さんに届ける。少々歩いて疲れた。おやつ後、筍の季節なので本日中に返礼するものをヨークマートに買いにゆき、ハムと罐詰を用意した。あとリンゴを煮る。保険の手続など書類が来てややこしい。みーこに夜見てもらおう。ＭからＴＥＬあり。ヨヱちゃんの件、連休の件、打合わせ、いろいろ心配してくれている。

四月一日の記載にある「病院」は築地のがんセンター中央病院です。母はこの年二月二〇日にがんセンターで胃がんの手術を受けました。母の胃がんが見つかったのは、その数か月前に小脳梗塞で救急入院した病院で、再発防止のための抗凝固薬処方を前に行われた全身の検査によってでした。以下は小脳梗塞で倒れた日の日記です。

一月一七日　朝、一〇時に集まって大網に歌の新年会にゆくつもりで洗顔をすますと、すうっと気が遠くなり、立っていられなくなった。窪田先生のことを思い出してとにかくミーコにと思うが声も出ない。這うというより、転がるようにしてリビングに行きＴＥＬ［一階のリビングから二階の娘の部屋へ内線電話］をかけた。ミーコが飛び起きてきて（変化の時にはわかるのか？）一応栗原先生に連絡。救急車を呼べと言われて手配してくれた。救急車に運ばれてからは次第に口がほぐれてきて意識も戻った。谷津病院に運ばれて検査。脳梗塞か？　思いがけない。午後、マが駆けつけてきてくれて部屋なども個室にかえてくれた。

これは、朝、自宅で倒れたときから、救急車が来て、近所の病院に入院したときまで、その活き活きとした症状の描写や、起こった出来事の記述は驚くほど正確です。多分、娘に日記帳を持ってこさせて書いたのだと思われますが、この後、退院する一月三一日まで、欄外のスペースに書き込まれたメモを含め、小さい文字で、病院で起こった出来事、検査、それらに対する感想、説明を受けたこと、さらにはお見舞いに来てくださった方といただき物のリストなどが日記帳にきちんと記録されています。退院翌日の二月一日以降の日記でも、前後の状況は正しく把握されており、母は見当識の混乱を来すことなく、この危機を乗り越えました。

二月五日には、娘と私が付き添って築地のがんセンター中央病院を受診します。当時、外科部長だった私の同級生が、親切に対応してくれました。この日で、さすがにがんであることは改めて再認識し、神父様や親しい友達に連絡しました。

この年、母の生活圏はさらに縮小していきました。母はこれまで生きがいにしていた短歌の会のお付き合いが苦しくなり、教会でも黙って座っていればいいごミサはともかく、聖書の勉強など、認知機能の働きが必要な会合は、苦痛になっていきました。

別に暮らしている二人の息子が訪ねた日には、嬉しかった、楽しかったと書きますが、娘と二人で過ごした日の喜びの記載には建前ではなく、心の声がこもっています。二月一一日、娘と二人で何をするともなくゆっくりと休日を過ごした日の日記には、「天国に行っても、今日の嬉しさは忘れないだろう」と書かれていました。母は、近所の病院を退院した一月三一日から、がんセンター中央病院に入院した二月一八日までの間に、遺言書を書き直したり、自分の葬儀のときの指示を書き換えたりしています。そして、二〇日に手術を受けました。

入院中の日記には夜の話があるので、翌日に書いたものと思います。二〇日、二一日の夜は、せん妄状態(身体は起きているのに、脳は寝ぼけている意識障害の一種、全身麻酔下の手術を受けた高齢者はしばしば術後せん妄を起こす)になり、二〇日夜はナースステーションで、二一日夜はステーションに隣接した観察室で過ごしたのですが、そのあたりの記憶も、おぼろげながら大筋で間違いなく記録されています。翌日に書いているとしても母以外に、様子を見ていた家族はいないので、母が自分の記憶に基づいて書いているものと思います。この後も、退院する三月四日まで日々の体調、食事の様子、お見舞いの方々、いただいた物のリストなど、正確に記録されています。小脳梗塞で救急入院をした日から、がんセンター中央病院を退院するまでの間の日記は、一日の例外もなくしっかりしています。

　実は、緊急入院した近所の病院では混乱して部屋を間違えるので、すぐに個室に変更していました。また、がんセンター中央病院では術後せん妄を起こし、二晩にわたって病棟看護師のお世話になるといった、いよいよだめかと思わせられるようなエピソードだけが私の記憶に残っていました。そのため、日記を読み直して母がほぼ正確に状況を把握していたらしいということを知り、いささか驚いています。

　退院後も、入院中にお世話になった方、お見舞いをいただいた方のリストを作り、電話で退院の報告とお礼を済ませる、礼状を書く、お礼の品を送るというように三分して自分でそれをこなしていきました。三月一二日に初めて一人で庭に出て、リハビリを始めます。「家の周りのコンクリートの上を歩いた。一回で一〇〇歩なので、何回も繰り返した(一二日)」、「初めて家の外に投函に行く。大丈夫だった。庭のフリージアに蕾が付きムスカリに紫の花が咲いた。届かないのであきらめていたが、やっぱり春だ(一三日)」。この後、外出の距離が延び、そのたび、歩数計の記録を日記の欄外に期して います。

　総じて、この年の春まで、年明け早々の入院、手術、とストレスが続いたわりに、日記の記載はしっかりしています。家には前年からお手伝いさんが入ってくださるようになって、料理を含む家事を任せてしまったこと、病気のために、短歌の会も、聖書の勉強会も自然にお休みになり、自分の能力低下と直面する機会が減ったということも一因だったのかもしれません。

認知機能の低下に関係した記載が初めて現れるのは、四月九日です。この年、認知機能の低下に関する記載は、前年の二四件から五二件に倍増するのですが、これらの記載はすべて四月以降です。手術の後、元のペースに戻そうと努力しましたが、思っていたほど効果は出ませんでした。五月以降「ぶらぶらしていた」「ずっと寝ていた」「○○に行こうと思ったがやめた」「疲れた」「へとへと」「寝ている時間が増えた」といった記述が増えます。教会の皆様のご厚意で何とかつながっていた聖書一〇〇週間も、準備に苦しんだ挙句、いざ当日になると体調がすぐれずあきらめる、短歌の会も欠席が多くなり、せっかく参加しても時刻を間違えて遅刻、疲れて早退、といった記載が続きます。七月には長年参加していた歌会であるつくし会を退会しました。

自分の認知機能の低下に関する五二回の記載のうち、それを嘆く言葉は一七回にのぼります。加えて、認知機能の低下と直接かかわりのない嘆きの言葉は、数えきれないくらい頻繁にみられるようになりました。やろうとしたことがうまくできない、簡単にできると思ったことに失敗する、頑張らなくてはと思うのに頑張れない、小さな失敗の一つひとつが母の自尊心を傷つけました。市役所の事務にてこずっては「色々面倒で頭の整理がつかないで困る(四月九日)」、買い物でカードやデパートの友の会の割引などでまごまごし「なんて頭が悪いのかとしみじみ情けない(八月三日)」、疲れて寝ている時間が増えたことを「なんだか朝から寝たり起きたりしている。食事だけはおいしいのだが、頭がぼーっとしていて頼りない(四月一八日)」、「外見は何でもないし、痛みもしないのに精力が出なくて困る(五月八日)」、「どうしてこんなに精力が出ないのだろう。だるくて情けない(五月一二日)」、「まだ体力が回復しないのか、ボケているのか、歯がゆい(八月八日)」、短歌ができずに「歌作り、うまく行かない。私はボケてしまうのだろうか、心配(八月二七日)」、聖書の勉強がうまくいかず「マルコ伝。難しい。頭がボケて情けない(一一月二三日)」、クリスマスの飾りがうまくいかなくて当惑すると「ミーコに言われてクリスマスの飾りつけをしたが少々厄介だった(ナイショ)(一二月五日)」。そうした能力の低下を、「昨夜は少し機嫌を悪くしてミーコとうまく行かなかった。お互いじりじりしていた。私も頭も身体も思うように行かないのでイライラしてしまう。反省(八月一六日)」と書いてみたり、「いろいろのことが上手にできなくなり、年齢のせいかあまりに情けなくてかなわない気がする。上手に年をとりたい。焦らないでいこう(一二月六日)」と自分を慰めたり、「蟄居、電話もこないしかけないし。ボケてしまいそう(一二月八日)」と嘆いたりしました。

この年になると、日常生活のちょっとしたミスを取り返すのが難しくなり、一つしくじると、次々、うまく行かないことが負の連鎖を起こし、そのたび、母は自信を失いました。

七月一六日　すべてが後手、後手の一日だった。歌も間に合わず提出しなかった。私は一体どうなるのかしらと困ってしまう。何もかにも間に合わないで少なからず憂鬱。

一一月五日　[歌会の旅行途中]蘇我駅の乗り換えで杖を車内に忘れ取りに入ったところでドアが閉まって一人だけ、反対方向に連れていかれてしまった。戻って大網の駅に着いたら、山野、富山のご両人が待っていて下さった。感謝。相変わらずのあわて者で困る。

すでに、母の行動の危うさは、周囲の方々にも明らかだったのでしょう。一一月五日の失敗は、歌の会の方々の親切で事なきを得ました。

金融機関でのやり取りはさらに難しくなり、しかも、失敗するとその後の処理が上手にできなくなりました。

四月一二日　日本生命の保険金受理の書類が不備なので、電話で話がまとまらず、直接行ってみたところ、どうしたことか保険証も財布も忘れていってしまい一苦労。三菱の通帳を持っていたおかげで本人確認ができ、受付の方の手が行き届いてやっと書類の算段が付いた。まあちゃんの誕生日なのでカードを買うつもりがお金がなくてダメ。回数券のおかげで電車だけ乗れた。

生命保険が満期になって受け取りのための書類を書こうとしたのにうまく行かなかったのでしょう。電話のデジタル音声のガイドに従って慣れない作業をするときには、認知機能のわずかな低下が、大きなパフォーマンスの差になって現れます。振り込め詐欺がしばしば電話を使うのも、「電話」という音声媒体を使うと、認知機能のわずかな老化現象を突いて、大きな混乱を導き出せるからです。母のピンチを救ったのは、face to face で対応してくれた保険会社の窓口職員でした。

五月には、銀行の貸金庫の鍵を紛失して大騒ぎになります。このときも、母の能力ではこうした失敗が、上手に切り抜けられなくなっていました。

五月二五日　家のどこかにしまい忘れたに違いないのだが……気が狂いそうだ。その上、昨日持っていたNoを書いた紙まで見つからない……このまま呆けてしまうと思うとさすがに慄然とする。

土曜日に貸金庫の鍵がないことに気がつき、娘にも話せずに土曜、日曜と、心配しながら探し続け、月曜日に銀行に相談したものの、手続きの大変さに二の足を踏んでまた家に戻って探し回り、火曜日には教会のお友達でもあったお手伝いさんと一緒にまた探し、いよいよだめで、娘に白状して水曜日に金庫を封鎖、安心はしたが疲れ果てた、という話です。しばらくして新たに送られてきた鍵やカードを自分で持つ自信は、母にはすでにありませんでした。貸金庫の扱いについては前年にも失敗がありました。銀行の貸金庫室に入ったものの、自分の金庫の開け方がわからず、たまたま居合わせた方に鍵を渡して金庫を開けていただき用事を足したのです。前年の七月八日に娘に話したら「叱られた」と書いていたとおりです(七五ページ)。

この年、もう一つ目立つのは、機械操作がうまく行かないという記載です。

八月一五日　一人でボケずにすごす生き方を決めなければならない。新しいTELの機械にもまだなれず、メールが分からずしかられてばかり、シクシク。

一二月二三日　夜、新しい冷蔵庫が届いた。今年は電気製品がみんな寿命で一度に傷んで閉口した。暖房、電話、レンジ、洗濯機、冷蔵庫、順応しきれず、頭が混乱のレイコさんです。

日常生活で、普通に使う機械が上手に使えなくなります。特に、使い慣れていたものが故障して、新しく、より便利なものに変わると対応ができません。電話やファックス、メールが使えない、ということは、単に機械が使えないのではなく、コミュニケーションの手段が狭まることです。冷蔵庫や洗濯機が使えない、ということは、家事を担い、子どもを育てるという主婦としての機能を損ない、主婦としての母のアイデンティティを傷つけました。こうしたプロセスで、認知症の患者さんはしばしば不合理な現実否認や、妄想による合理化で傷ついた自我を癒そうとします。母の場合は、家の中でも、社会的な活動においても、自信のないことから身を引き、自分で自分の生活圏を狭めていきました。

母は、かなりはっきりと認知症が始まったということを悟っていたように思います。例えば、七月一一日には、親しくしていたお隣の奥様について「痴呆がひどくなり行徳の方に入院なさったよし。他人事ならず」といった反応を示し、一〇月になると「朝、旭屋［書店］で頼んであった痴呆の本を受け取る。修道女を対象に研究したもので翻訳もの（一〇月五日）」、「『明日の友』に痴呆の記事あり、熟読する（一〇月一〇日）」というように、認知症に関する書物をあさり始めます。

私たちが子どものころ、年末の台所は、母の独壇場でした。年末が近づくと、家の中がどんどんきれいになり、門松が立ち、最後の数日は台所でおせち料理を調え、大みそか、料理は佳境に入り、私たち家族が、年越しそばを食べ終えて皆が紅白歌合戦を見ている時間になっても、台所にはかっぽう着を着た母の後ろ姿がありました。でき上がった料理がたくさんのお重に詰められ、重箱を暖房の入らない部屋に収めて、母が居間に帰ってくれば、それがお正月の準備完了の合図でした。この年、母は、おせち料理を娘に任せ、「私はもう手を出さないことにして、タオルを替えたり、室内を清めたり邪魔にならないようにしていた(一二月三一日)」と日記に書きました。おせち作りに奮闘する娘の背中を眺めながら何を思っていたのでしょうか。

この年の大みそかは、朝から降り続いた雨が雪に変わる予報で、例年、年越しそばを食べに帰っていた私は予定をキャンセルしました。大晦日の母の日記は、息子の来訪を諦めながら、次のように一年を締めくくりました。

一二月三一日　(略)雪が降って正彦さんは来られなくなった。互いに無理をしないようにしなくてはならない。新しい年は、皆、健康で過ごしたいと思う。

今年は、国内も、外国でも天災が多く、しかも激しく大変な年だった。今なお生死の分からない人もいる(インド、アフリカ、南太平洋)。津波の被害も死者一二万人という。日本人も一四人だが不明者は多い。新潟がやっと目鼻がついたと思ったらまたこの騒ぎ。人間が罰を受けなければならないことがいっぱいあるのだろうが、その犠牲になった人のことを思うと心が痛む。来年は穏やかな良い年になるよう、心から祈る。

スマトラ島沖地震とそれに伴う津波で甚大な被害があった年でした。電車が止まるような大雪でもないのに、母が楽しみにしていた会食を早々にキャンセルした不孝者を、認知症の母が落胆を隠して気遣ってくれているようで読むたびに切なくなります。

八一歳（二〇〇五年）「いよいよ来たかな？」

前年の春から、教会のお友だちのご紹介で母の家事を手伝う方が定期的に来てくださるようになりました。この年の六月、ご家族の事情でいらっしゃれなくなり、一時中断しますが、一二月には別の方に交代してくださいました。お二人とも、介護保険のヘルパーさんではなかったので、決められた業務内容をこなす、というのではなく、そのときどきに柔軟に、母の必要に応じて家の掃除、買い物から、ときには、東京の病院まで母の受診に付き添ってくださいました。無聊を託《かこ》つ母の話し相手としてもとてもありがたい存在でした。母のお二人に寄せる信頼は大きく、この時期、日中一人になる母の不安を支えてくださったのは、この方たちでした。母は自宅で一人でいる時間にも漠然とした不安を覚えるようになっていました。

四月一日(金)　昨日一日休んでほっとした。今回の診療はかなりこたえた。心臓の血管研究所から早々に資料届く。ＴＥＬでお礼。朝、北村さんとＴＥＬ。幼稚園の仲間にも入院の件報告。小口さんから葉書頂く。皆さんに心配して頂いて恐れ入る。入院は五月二日？　頃の予定。次回診療には仲野さんについていって頂く。トモの入学式の由。明日の聖書の予習。朝の中、船整［整体施療院］にて治療うける(久しぶり)。昼寝。

四月二日(土)　今日は暖かいとの予報だったが、雨は降らなかったが大層寒い。一〇〇週間、朝準備して出かける。内容はよく解った。とに角皆さん熱心で恐れ入る気概。私はひょたひょたした感じ。帰って疲れて横になる。四、五月は入院があるし忙しい。予定を間違えないように用意しなければならない。とも角早いところすんで了えば安心。(朝石川さんにTEL。少々腰を痛めて歩行困難の由。皆お年のせいか?)

四月三日(日)　二日ローマのパパさま帰天。偉大な方だったようです。ご立派な方の逝去はすがすがしい。今日教会では江部神父様の歓迎会があった。お若くてすがすがしい感じの方。お一人で大変だろう。高木神学生が教会付になった。午后はみーこがつきあってくれて洋服を見に東武へ。春先用のスーツを購入。久しく替えなかったので、もう年令なので今更と思ったが、一応きちんとするために奮発した。夜天ぷらをしてくれて美味。

四月四日(月)　朝寒い。明日如一さんが見えるというので、その用意もあり、早目に家を出て歯医者さんにゆく。義歯の調整をして頂く。それから整形へと回る。帰りに東武へより、如一さんへの土産と、田村さんの娘さんたちへの見舞を買う。(明日如一さんにことづける)。午后は家で読書したりあれこれごそごそとする。池本さんからTEL。しばらく話す。クラス会の通知が来たがゆけるかどうか?　歌も作らなくてはならない。

四月五日(火)　今日如一さんが見えるので待っていたら、ご夫婦揃って墓参の帰りに寄って下さった。フルーツケーキのおみやげ。［妻の］和子さんは思いがけなく嬉しかった。ドラヤキを三個用意(みーこ分も)してあって助った。昼食不要というのでお茶だけにしたら結構ゆっくりしていて食事にすればよかったと思った。船橋の友達のところへ寄った後、八王子の田村さんを見舞ってくれる由で、お土産を托す(娘宛)。久しぶりに如一さん達と会えて嬉しかった。明日病院。夜Mテレビ。

四月六日(水)　東大病院。仲野さんに付き添ってもらって一〇時競馬場発。昼前に手続と●［判読不能］。昼食、午后心臓エコーと内科審問《ママ》。心臓研の資料を重松先生に託す、二時さち子さん、入学式を終えてきて下さり、仲野さん解放。あと家まで車で送って頂いた。広いしいろいろで草臥れた。仲野さんは三四郎池など見物して帰られた由。トモにお祝をさっちゃんに托す。早寝。

四月七日(木)　昨日のつかれがとれずぐったりと一日をすごす。(仲野さん、クリーニングの物を届けて下さる)。西武に漸く歌二首、送る。午后牛乳とヨーグルトを買いにゆく。やっと用を足す。帰って又寝る。一日中、ごろごろ。こんなにだらしなくてはと思うがどうにもシャンとしないで困る。今日は仕方がないが、体力を養って生きてゆきたい。明日は幼稚園の仲間と集う。カテドラル［教会］でパパさまのミサあるが少々きつくて無理。

この年の初め、母の生活は比較的穏やかでした。生活の範囲は少しずつ狭まりましたが、水彩画の教室に通い始め、一旦はあきらめた聖書一〇〇週間の集まりにも皆様の援助でときおり参加させていただいていました。しかし、五月に腹部大動脈瘤の手術を受けた後、体力の低下と認知機能の低下が重なって、生活の様相は大きく変化しました。

前年、胃がんの手術をした折、腹部大動脈瘤が見つかっていました。放ってはおけない大きさだったので、この年五月に東大病院で手術を受けることになり、三月から東大病院を受診し始めて手術の準備が始まりました。受診には、お手伝いの仲野さん、私の妹、弟の妻の佐智子さんが付き添ってくれました。病院通いの疲労を抱えながら、母は庭の片隅に咲く花に小さな喜びを見つけ、家族を気遣い、会社を休んで病院に付き添う妹に感謝の言葉を記しましたが、日々の不安からは逃れられませんでした。

四月一三日　手術は五月二日、入院は一週間前とのこと。また、皆にお世話をかける。これで元気になってしっかりしよう。

こうして母は四月二五日、東大病院に入院しました。手術までの一週間、私たちの家族を含め見舞客が多く、入院前よりむしろ元気に過ごしています。二七日には、東大にちなんで読み始めた夏目漱石の『三四郎』を読了したという記事があり、二九日には予定外の外泊をしました。

手術前日の五月一日は、ふだんの二倍のスペースを使って一日の様子を記載しています。流動食でおなかが減るとか、研修医が点滴を入れに来てうまくいかず、改めて上席医が来てやり直したとかいったスケッチの後、「大学病院も結構面白い」というコメントがついています。午後には、私たち兄弟が別々に見舞いましたが、誰が何を持ってきたとか、病室の冷蔵庫からお菓子を食べたとかいった楽しそうな記載があり、最後は「明日は安らかに手術を受けたい。だいぶ気分が落ち着いてよかった。山川さんに歌集の歌と、橋本〔喜典〕先生の会の作品をミーコに頼んで郵送してもらった」と締めくくっています。この時点で、母は一日の出来事をほぼ正確に想起することができ、周囲の出来事を観察して楽しむ余裕が見られます。家で、一人で過ごしているときよりも、むしろ病室で周囲の世話になっているときの方が安定していたようです。

五月二日に腹部大動脈にステント(血管を広げる医療器具)を入れる手術を受けました。前年二月のがんの手術のときには、手術当日からいつもどおりの筆跡で続けられた日記が、この年には、手術当日の五月二日から六日まで、面会者のメモだけでほとんど記載がありません。いつもどおりの記載量になるのは五月七日です。

五月七日　M(m?)テープを持ってきてくださったが帰ったら操作がわからなくなってお預け。(略)何とか、残った親戚だけでもしっかり仲良く暮らしていきたい。私は晩年になって幸せだったが、そうでない人もいるので……。

「M(m?)」というのは、正彦かみどりか、ということです。どちらが来たのか思い出せなかったのでしょう。父の家も、母の家も相続で親族間にかなり深刻な争いがありました。「残った親戚だけでもしっかり仲良く暮らしていきたい」というのはそうした背景から書かれた言葉です。

ちなみに、「M(m?)」の正解はM、つまり私です。五月七日の私の日記には「昼食後東大へ。母、ナースステーション近くの観察室から元の個室に戻る。DIV(点滴)もなくなり五日とは見違えるほど元気になる。廊下の端から端まで歩く。夕方まで付き合って病院を出る」と書かれています。持って行ったのは「テープ」ではなく、「MD」だったのですが、母は操作ができなかったのだと思います。二日前の五日には「昼食後、東大に母を見舞う。依然として軽い意識混濁、昼夜逆転」とあります。術後せん妄から抜け切れず、母は自分で日記を書くような状況ではなかったのです。八日には、母から母の日のカーネーションが届いたという電話があったという記載があります。

五月一四日に退院、「先生(重松□□《ママ》)看護婦さん方、ありがとう。食事もおいしかったし、佐田さんというお友達もできた。おなかの傷はまだ痛いが無事退院できてありがとう。まあちゃん、あきちゃん、それぞれの家族、ミーコさん、皆さん、本当にお世話になりました。ありがとう、我が家はうれしい」と書きました。

この手術の後、元の生活に戻ろうと懸命に努力します。五月一七日、八一回目の誕生日に、手術後初めて一人で散歩に出かけ、二〇日には東京女子大の同級生と続けていた「葦の会」というグループの古典文学の勉強会のために平家物語のテキストを購入します。

しかし、この後、外部での会合に出席するのはなかなか困難になっていきます。歌の会に出席するために家を出たが、途中で疲れてUターンした、とか、聖書一〇〇週間の勉強会に行ったものの、途中で気分が悪くなった、あるいは、葦の会に出かけたが準備が不十分で発表ができず他の方に代わっていただいたといった記載が見えます。自分の意見を述べなければならない、短歌の会、古典文学や聖書の勉強会等の議論についていくのが厳しくなっていたのでしょう。母は、数日前から必死で準備するのですが、いざ、会が始まって参加者がそれぞれ発言しだすと頭が混乱してわけが分からなくなってしまいます。その結果、体の不調が起こって会への参加が減っていきました。

七月二四日　こんなに歌ができないことはなかった。つまらないことばかり並べて漸く一〇首にした。もうだめかしらと思うけれど、うたをやめたらもっと空っぽになってしまうので何とか頑張ろうと努力して漸く一〇首並べて出したが何首拾って下さるだろう⁇　ワープロを使っても、いろいろ操作を忘れてしまっていてどうにもならず、情けなくなってしまう。少しずつもとに戻れるかしらと努力してみるが……。

八月一日　『まひる野』特別号を読む。絵も、ピアノもみんなダメになってしまった。せめて歌だけでもしっかり続けたいのに心が定まらない。しっかり勉強して現状から外れないように努めたい。

九月三〇日　明日聖書一〇〇週間なので、いつもいい加減なので少し熱を入れて勉強したが余りよくわからない。ちょっとこの勉強は私に不得手だ。兎も角もがんばって読む。

一二月一〇日　今昔物語の会、今年の納め。私は何とか出席したが、いざという時、声が出なくなって篠原さんに途中で代わって頂いた。帰宅したらクタクタだった。成城はやけに遠い。

長年、母の心の支えであった短歌と、古典文学、カトリックの信仰を続けるために、何とかしようと必死になっている様子が伝わってきますが、結局うまくいきません。頑張ろうと焦れば焦るほど頭は空回りして、体が悲鳴を上げているようです。複数の人が口々に話す言葉に臨機応変に応じるということが難しくなっていた母にとっては、数年前まで何をおいても参加していた青山学院や東京女子大のクラス会でさえ気苦労の多い場所になっていきました。

この年、認知機能の低下に関連した記載は前年とほぼ同じ四九か所でした。この年も、家事ができなくなったという記載がたくさんあります。同じものを買いすぎた、鍋を焦がした、火をつけるのを忘れたといった物忘れのための失敗に混じって、実行機能の低下が母を苦しめました。

四月九日　暮れ方、Aから今、小岩にいるから行くとTELをよこした。ミーコが作っておいてくれたグラタンで夕食を済ますつもりだったので大変。慌てて作り足したら間違えてスパゲッティを茹で始めたり失敗だらけ。しばらく怠けていたので頭も手も動かない。ヘンなスパゲッティをA君は食べてくれた。ゴメンゴメン、サンキューソーマッチだった。

マカロニグラタンやハッシュドビーフは、私たちが子どものころ、母の十八番《おはこ》でした。突然の弟の訪問に舞い上がった母の気持ちは、「ヘンなスパゲッティ」でいっぺんにしぼんでしまいましたが、弟が来てくれて、夕食を二人で食べることができたのはとても嬉しかったのだと思います。「サンキューソーマッチだった」という言葉から、母の弾む心が見えてきます。料理は、いくつもの仕事を並行して進めなければなりません。単に記憶力の問題だけではなく、実行機能という複雑な能力が必要です。電動ミシンが使えなかったという話も、同様の障害によります。妹が火の元を心配して用意したＩＣクッカーの操作は、機械操作という実行機能を必要とするうえ、火が見えない分だけ抽象的な理解が要求されるので、母には使いこなせませんでした。入院中に私が病室に届けたＭＤプレーヤーが使えなかったのと同じです。

失敗を自覚した日の日記からは、「慌てても仕方ない何とか乗り越えなくてはならない」と自分を慰めたり、買いすぎてしまったトイレットペーパーを娘に叱られないよう「ナイショの場所」にしまったり、鍋を焦がしたことを娘に「叱られると思って少々いじけ」たり、一人でおろおろしている様子が目に見えるようです。こうした状況に抗う元気もなくなって、戦闘放棄のような日もありました。「夜は一人なので何でもよい。おやつのチョコパンを買って帰る。(略)ひとりでつまらない。ＴＥＬもない。酷暑(九月一五日)」とあります。

電車の乗り換え、病院の窓口や金融機関での機械操作が一人では難しくなったことをうかがわせる記載も増加しています。

九月五日　ガンセンター検診、久しぶりなので東銀座から築地に回るのかと勘違いして駅でとまどってしまった。(東銀座の次の新橋までのりこし)すぐに解ったのでよかったが世事にうとくなって困った。受付の手つづきは前のとおりできたが、オッカナビックリでわれながら呆れた。
一一月二四日　順天堂の日。南砂町は急行が止まらないので通過して引き返す。アホばかり。病院の受付などちょっと変わっていてまごついた。(略)久しぶりに来て適切に手続きをとり忘れたため自由診療になりギャフン。少しは薬になったか。疲れ果てて帰り、船橋からタクシー。
一二月二一日　午前中銀行の整理に行ったらいろいろあって呆然としてしまった。きちんとしておくために行って、五時間かかったが何とかまとまった。

乗り換えがうまくできず、まごまごした挙げ句、ようやく目的地にたどり着いても、金融機関や病院の、デジタル化された機械操作でまたつまずきます。銀行の手続きは、最後は職員が出てきて一対一で丁寧に対応してくれて問題が片付きました。大学病院の手続きがうまくできずに自費診療になった話、超高齢社会になった今日、このときの母程度の認知機能低下はありふれているわけですから、機械化による合理化ばかりを追いかけず、部分的には人間による対応を残すなど、何とかならないものかと思います。
なくし物や、日時の誤りは相変わらず続いています。杖、財布、ハンドバッグなどを外出中にどこかに忘れたという記録がたくさんあります。銀行の通帳などの貴重品は、銀行の金庫に入れ、娘に管理を任せるようにしたので、前年のようなトラブルはありませんでした。時間の誤りについては、法事の日を間違えて出席できない、楽しみにしていた葦の会を間違えて前日に成城まで出かけてしまい、結局、これでくたびれて翌日は参加できないというようなこともありました。そのたびに「朝、ミーコに、三ヶ所も回るのは無理だと言われたのに、どうしても今までのつもりで頑張ってしまって後悔。以後、気をつけよう(一月一九日)」、「全く先が短いのに時間の無駄ばかりしている(三月二八日)」、「病気とともに頭もクルッてしまって辻褄の合わないことばかりしてしまい情けない限り。何とか沈めて、せめて普通に生きられるよう努めたい(九月七日)」、「午後ヨークマートに行こうとしたら杖がない。昨日電車で忘れたか？　嫌になってしまう(二月三日)」、「[なくし物が見つかって]ホッとしたが思いがけない失敗。ショルダーには大事なものばかり入れてあるのにトイレではずすとはわれながら思いがけず身に沁みた(一一月二一日)」と、反省しきり、どんどん自己評価が下がっていきました。

この年の日記で目立つのは、自分の能力低下に関する嘆きの言葉です。認知機能低下に関わる記載四九か所のうち、半分以上は、自分の能力低下に関する嘆きでした。

六月一四日　体がいつまでも立ち直れないで……イライラしたり、がっかりしたり、術後一ヶ月半だから仕方ないのか……あっちこっち差し障ってきて情けない。頭の中も真っ白で、せめてそちらだけでも立ち直ってもらいたいと切望。[下線本人]

七月一七日　この夏は余程覚悟がいる。ちっとも元気が出ず、むしろ知能その他の減退が自覚できるので情けない限り。頑張っても仕方ないけれど何とか静かに落ち着いて暮らしたいと希う。

七月三一日　何もする元気がなく寝たり起きたりして一日を送ってしまった。つくづく情けないが年齢のためか、体力のためか、意気地がないのか、自ら判じかねて困っている。まあ、あせらずに行きましょう。

一一月二〇日　意気地なくなってしまってすぐに横になってしまう。余りあせらず、怠けずゆこうと思うがなかなか難しくすぐヘマをしてしまう。いよいよ来たかな？　と心配

折に触れ、時に応じて自分のふがいなさを嘆き、何とかしたいともがき、祈り、少しずつ抗う力を失っていくように見えます。母が「いよいよ来たかな？」と恐れていたのは、認知症です。七月一九日には「夕方ららぽーとにハーブティなど買いに行き少し歩いたが余り無理しないほうが良いと思ってまた家ごもり。遺書のことなどしきりに気になる。Mの本、再読」という記載があります。「Mの本」とは、私が書いた『親の「ボケ」に気づいたら』という文春新書のことです。私はこの本の中で、一人の認知症のお年寄りの発症から亡くなるまでのプロセスを描きました。母は、その記述をなぞりながら、自分の症状を確かめ、自分の診断をしていたのかもしれません。

そうした不安定な日々の中で、母がリラックスできるのは、幼稚園四人組の集まり、娘と二人きりの旅行や、母のことを理解してくださる方と二人で静かに過ごす時間でした。

四月八日には、幼稚園のころの仲間の絵を見に上野に行き、四人で食事をして「楽しかった」という記載もあります。この幼馴染み四人組は、たぶん、最後まで母にとって最も気のおけない

楽しい仲間だったのだと思います。体調を崩したこの年の後半にも、この仲間との会合は楽しく記録されています。

一〇月一二日　(幼)の仲間と東京駅に集合、皇居前広場のバイキングに行く。一二〇〇円だが、老人には丁度。あまり肉などゴッテリなく軽い昼食に。すんでから、外のベンチで噴水を見ながら雑談、三時過ぎに帰宅。ただし、車中で眠って津田沼まで行ってしまった。帰ってまたひと眠り。

秋の皇居前広場で、八〇歳過ぎのおばあさんが四人、ベンチに並んで、秋の空を見ながら談笑しているありさまを想像すると、読んでいる私の気持ちまで救われます。

家族の中で母の心に一番寄り添うことができたのは、一緒に住んでいる娘でした。日記には、「叱られた」「怖い顔をされた」という記述と同じくらいの頻度で、娘への感謝の言葉が並びます。手術の後、娘と二人で箱根や小淵沢に旅行しました。どちらも日記の最後は娘への感謝の言葉です。

六月二四日　〔箱根旅行の最終日。一部略〕寄せ木細工の硯箱を贖《ママ》う。湖も美しい。少々疲れて体はやっとだったけれど、おかげさまで思いがけず楽しいデラックスな旅ができた。みーこはさぞ疲れたと思う。どうもありがとう。

一〇月二一日　〔小淵沢旅行の最終日。一部略〕帰ってから夕食でみーこに気の毒だった。疲れたが私に合わせてスローテンポでしてくださってありがたかった。みーこのおかげで幸せを味わった。

この時期、母の世話をしてくださった仲野さんらが素晴らしい方だったことも母の幸いでした。このころ、母は、多人数のグループの中にいることが難しくなっていましたが、同時に、一人でいることにもだんだん耐えられなくなっていました。記憶力の低下や、見当識の障害による度重なる失敗を繰り返していると、一人になったとき、何か忘れていないだろうか、ここにこうしていていいのだろうか、と不安になります。お二人は、そうした母の不安に、本当に自然に寄り添ってくださり、ときには、お約束の日時外でも、母の様子を見に、家に立ち寄ってくださいました。

さて、この時期、認知症の専門医であり、精神科医であり、長男でもあった私は何を考えていたのでしょう。二〇〇五年を通じて、私の日記に母に関する記事があるのはほんの数回で、その多くは、「母から電話」という程度の内容のないものです。内容がある記載はたった二回しかありません。

七月二三日　（略）昼食後、粘土細工の聖家族をもって船橋へ。母の愚痴が多く、みどりが辟易。うつ病？　あるいは認知症か。元々ああいう性格の人ではあった。みどりのためにも、何か手を打とうと思う。帰路、市川駅でM5の地震、JRが止まり、クラス会に遅れる。帝国ホテルで東大卒業二五周年。

九月一八日　（略）昼食後、栗おこわを作る。今年初めて栗を剝く。素子さんに届け、その足で船橋へ。栗おこわetcで、みどり、母と四人で夕食。母、物忘れが目立ち始め、みどりがイライラしているのが伝わってくる。母は口を開けば愚痴ばかり。九時、退散、帰路渋滞。

もしも、このときの母が、認知症を心配する娘と「もともとこういう性格だった」と言い張る息子に伴われて私の外来を受診していたら、私は間違いなく、次のようにカルテに書き込んでいたでしょう。

八一歳女性、礼容整い、質問を理解して合理的な回答をすることができる。記銘力低下、見当識の低下、実行機能の低下は軽度だが明らか。ADLは自立、最低限の社会生活活動も自分でできる。アルツハイマー病発症の疑い、現状のままならMCIか。同居の娘による症状描写、ほぼ正確。別に暮らす長男、事態への直面化を避け、病気であることを否認。

ADLとは、日常、身の回りの動作のことです。当時、認知症外来を受診する患者さんは食事、排泄、入浴、更衣等の動作に介助を要するほど進行している人がほとんどでした。母は、自分の身の回りどころか、食事の用意をしたり風呂の支度をしたりすることもできました。したがって、私の外来を受診する人に比べれば症状は軽かったのです。MCIは軽度認知障害のことで、もの忘れなどの症状はあるものの、全体としては知的能力を維持し、行動も自立している人のことです。もちろん、その中には、アルツハイマー病に進行していく人もいるし、そのまま、何となく過ぎていき、やがて周囲の人の加齢変化に紛れてしまう人もいます。

身近で世話をしている人が気づいている認知機能の低下を、同居か別居かを問わず、直接世話をしていない親族が否定するというのはよくあるパターンです。そういう家族を嫌というほど見てきた私も、自分の母親のこととなると、その、よくあるパターンから抜け出せませんでした。「うつ病？　あるいは認知症か。元々ああいう性格の人ではあった」という、専門医である私自身の日記は、認知症を恐れながら、それに直面化することを避け、「元気を出せばなんとかなる、私は元々おっちょこちょいだから」と書いていた母の思考と寸分違いがありません。

私が繰り返し書いている母の愚痴は、母のSOSでしたが、私の耳も心も、母の心の声に扉を閉ざしていました。この年の終わり、母は次のような日記で三六五日を締めくくりました。

一二月三一日　穏やかな晴天。寝坊をしてミーコに起こされた。いよいよ大晦日。私の受け持ちはタヅクリなので作る。飴がうまくできた。みーこは張り切っていろいろ作っているが、私はもう力がないし全部お任せ、すっかりバトンタッチして大晦日ものんきに過ごす。夕方正彦が来てくれて、ゆっくりしてゆく。例年のとおり、おそばを食べおみやげの和菓子をいただきコーヒーを飲んで帰った。飾ってあったクリスマスの人形「私が紙粘土で作った」を喜んでみていた。とっておいて良かった。私は至らないのに、子供たち三人とも(同伴者も子供も)よい子で優しくて勿体ないと思う。このまま静かに、正しく世間を渡っていってほしいと希うばかり。どうぞ、新しい年も平和ですみますように!!! デオ・グラチアス

八二歳(二〇〇六年) このまま呆けてしまうのだろうか、「頑張れ! レイコ!」

八二歳の日記は、覆うべくもない認知機能の低下に直面して最後の抵抗を試みた日々の記録です。外出頻度は毎月二〇回を超えていましたが、外出先の中に医療機関が占める割合が増え、一二月になると、外出先のほぼ半分が医療機関でした。四月初めの一週間の日記だけでも、母の認知機能の低下と生活の質の低下が如実にわかるようになりました。

四月一日(土) 朝ゆっくり寝坊をして了った。午前中みーこは歯医者と買物。私は歌も出してほっとしたのでゆっくりテレビを見たり洗濯したりしてすごした。午后みーこが桜を見に連れていってくれた。川辺の道が桜見のコースになっていて、静かでよいお花見ができた。船橋へ来てお花見は珍しいことで、今まで殆どこういうことはしなかったのでうれしくゆたかな日を送れた。ありがとう。

四月二日(日) 加山さんが休みだったのでみーこと二人教会へ。少々疲れていたので早く帰る。みーこは先唱だった(ご苦労さま)。午后休んでいたらみーこが花見に連れて行くと誘ってく

れたので大喜び。元気になって車に乗る。川は横を通っても堤を歩いたのは始めて？　細い川だがしずかでふだん着のような感じ。人出も適当で、土手の辺りで弁当を食べている人もいた。畔を上に向って歩いて適当な所で堤を上って帰る。嬉しかった。よいお花見ができた。夜久しぶりに岡田さんにＴＥＬ。

四月三日(月)　谷津病院［近所の病院］、Ｘ線撮影。

四月四日(火)　ヨヱちゃんから箱根行きを誘われたのを体調が悪いのでキャンセルして悪かったが、ジョンコと二人で墓参の帰りに寄ってくれるというので、ロールキャベツなどを作って昼食を一緒に食べた。久しぶりにジョンコも来て楽しかった。恒子さんの見舞に佃煮を用意し二人にも同じものをお詫のしるし(？)に分ける。ゆっくり昼食を共にして楽しかった。ジョンコとヨヱちゃんは墓参の帰りで、食後田村さんの所へ行かれた。私は失礼したが、大変良好の由、ヨヱちゃんからＴＥＬあり。

四月五日(水)　寒い日。久しぶりに西武(新学期)にゆこうと出かけたのに、まごまごしている中に天気も悪くなり、時間もすぎて了ったので中止して引き返した。余り元気が出ないで困る。帰宅して又休む。身体がしっかりしないので降参。

四月六日(木)　久しぶりに仲野さんが来てくれてほっとしたが、お嫁さんの工合がよくないので、来月から他の人に代ってもらいたいという。私はもう余り人を頼みたくないのだがみーこにも気の毒なので、又、家政婦会に頼もうかとも思う。

四月七日(金)　暖かくなったので洋服を見に西武［デパート］にゆき、少し薄手のスーツを一着奮発して購入。留守の間にコープが来て注文をし損なった。TELして頼む。体調がしっかりしないのでいろいろチグハグになり易くて困るが、どうやら明日はクラス会と原沢さん訪問をがんばって行くつもり。つくし会は今日お花見。余り天気がよくなくて気の毒。

四月一日と、二日の花見の話は、同じエピソードが二回書かれています。さて、この花見は一日の土曜日のことのようなのですが、記載としては二日の方が詳細で生き生きとしています。このころの母の日記は、いったいいつ書いたのだろうと不思議になる箇所がいくつもあります。こういうことがこの年は何回か起こります。三日はほとんど空欄です。これも、この年目立つことで、入院や旅行など疲労の原因になるようなイベントがないのに記載がほとんどない日、あるいは普段の三分の一から二分の一の量、といった日が増えました。四月の第一週の日記には現れませんが、記述の中の固有名詞が入ると思われる箇所の空欄が目立ってくるのもこの年でした。こうして、二〇〇六年以降、母の日記は、徐々に、日記としての記録性が損なわれていきます。図3に、日記に何も記されていない日数の変化を示しました。

前年から見られるようになった、予定を直前にキャンセル、あるいは当日、家を出てから中止して家に引き返すといったエピソードが頻発するようになったのもこの年の特徴です。六日、家事だけでなく心理的な不安に寄り添い、親身に世話してくださっていた仲野さんに、ご家庭の事情で来ていただけなくなると告げられたことが記されています。これは、母にとって大きな痛手になりました。

記憶障害、見当識障害、実行機能の障害といった基本的な認知障害による失敗は深刻になっていきました。二月三日の記載は、母のこの一年を象徴するような出来事でした。ちなみに、前述したように仲野さんは、教会のお友だちを介してお願いした方で、このような方は家政婦会に頼んでも、見つからないのでした。

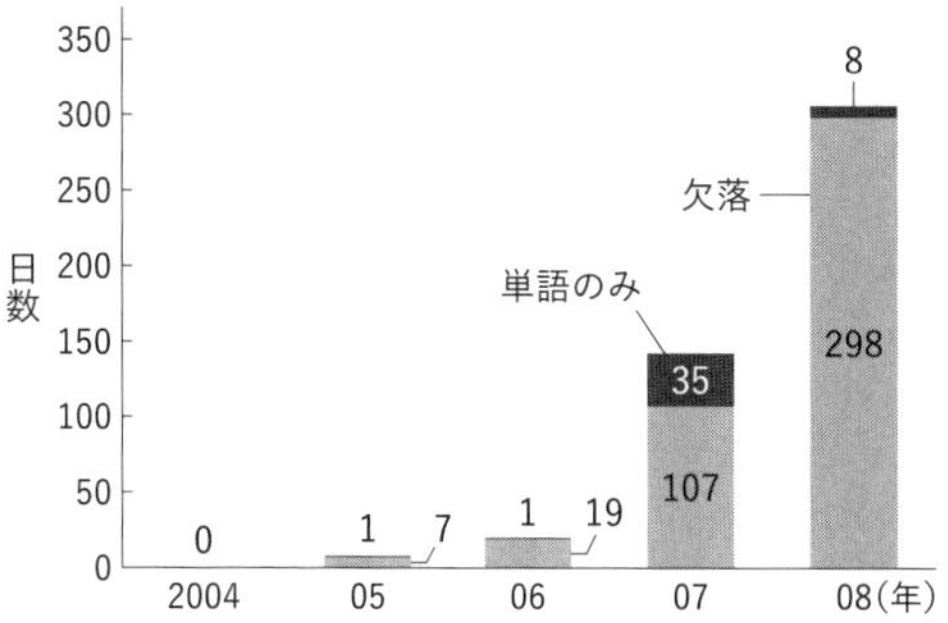

図3　日記の欠落

二月三日　朝、ちょっと用事があってヨークマートへ。それから生協の日なので待っていたら、五箱も来て驚いてしまった。運び込むのが大変だった。節分のお豆を買いにらぽーとへ。一日バカみたいにとりとめなくすごした。節分で太巻き寿司を作るつもりだったが何か手違いしてもう面倒なので肉じゃがにしてしまった。少し心を休めたいと思う。明日、聖書百《ママ》週間がなくなったのでホッとしている。

生協に注文したことを忘れて何度も申し込んだために、たくさんの品物が来てしまってびっくりしたのでしょう。この年、記憶障害によるこうした間違いがさらに増加します。前年にもグラタンを作ろうとしてスパゲッティをゆでてしまった、という話があります。太巻き寿司と肉じゃがでは似ても似つかぬものですから、途中でわけのわからないことになり、計画変更して作り慣れた肉じゃがにして夕食を済ませたというあたりが真相なのでしょう。それでも何とか、肉じゃがになったからよかった、と息子としては思いますが、料理に苦労をしたことなどなかった母にしてみれば、こうした小さな失敗の重なりが、ボディブローのようにダメージを蓄積させていったのでしょう。

「明日、聖書百週間がなくなったのでホッとしている」という一言にも、当時の母の不安な気持ちがにじんでいます。母の生涯の心の支えであるカトリック信仰と勉強は、ここにきて、いずれも母の重荷になってきていました。衰えた認知機能では聖書を読むことも大変になっていました。先に書いたとおり、聖書一〇〇週間の勉強会にはついていけなくなり、二〇〇一年に自分から退会をお願いしていたにもかかわらず、そのことを忘れて母は、この後もこの集まりに途切れ途切れに参加させていただいていました。母を仲間外れにせず、迎えてくださったカトリック教会のお仲間の皆様のご厚意に感謝するばかりです。

記憶障害や見当識障害に起因する失敗が増え、その結果が少しずつ深刻になって日常生活を不安なものにし、母を疲労させます。勉強会に出かけたら日程が違った、自分の当番の箇所を忘れた、といった経験の繰り返しが母を引っ込み思案にしました。東京女子大の同級生と続けていた古典の輪読会でも失敗が続きます。「私から始まるのを勘違いしていて失敗。もうすんだと思っていた。とばしてきたので本も置いてきてしまった。皆さんに助けていただいて役を果たす(?)(四月一七日)」「私は当番の順番を間違えて用意していなくて恥ずかしかった(一〇月九日)」。母が参加を続けることができたのは、同級生の皆様のご厚意があってのことだったのだと思います。母にとって、このグループに参加させていただくことは、学生時代から続く交友を維持することと同義でした。グループで役割を果たせなくなることは、こうした交友を失うことを意味します。

前からちょくちょく起こっていた約束や予定の勘違いはさらに深刻になって行きました。聖書一〇〇週間の勉強会に出かけて、がらんとした部屋を見ても、母は、少し前、聖書一〇〇週間の勉強会が終わり、打ち上げの懇親会に参加したことを思い出しません。二月一三日、ないはずの同人誌が「別のところから一冊」出てきても、母は自分がすでに一冊受け取っていたのに「まだ受け取っていない」と連絡してもう一冊送ってもらったことを思い出せません。母の物忘れは、明らかに深刻の度合いを増していました。

この年、記憶障害と関連して固有名詞や普通名詞の想起が円滑にできなくなり、日記に空欄が増えます。

四月一八日　午後(　　　　　)さんにお見舞いに行こうと出かけたが億劫になって引き返した。割りに暖かかったのだが余り元気が出ない。

四月二二日　夕方(　　　　　)さん夫妻が来訪。正彦さんに相談がある由で聖書の会の帰途回られた。一時間ほどMと話してもらう。夕食は二人で楽しかった。夜八時までいてくれて帰宅。子供たちが優しくて幸せ、ありがたいと思う。(つくづく)

九月三日　正陽兄の命日が九月なのでニコライ堂へゆく。(　　　　)さん、(　　　　)さんともにいらしてくださる。いつもご姉妹でありがたい。

一〇月二八日　みーこがお茶会、和服で出たが洋傘を置いて行ってしまった。新聞は雨印なので又追いかけて出たところが、歩道で躓いて転倒してしまって大失敗。（　　　）さんご夫妻に助けていただいて家まで帰り、床に臥す。

一〇月二八日に道で転んだ母を助けてくださったのは、親しくしているご近所のご夫妻なのですがその方の名前が出てきません。母は、こうした能力の低下を切実に自覚していました。一一月九日の日記の終わりには、「このごろ年齢のせいか人名をふっと忘れて日記を書くのにも困ってしまう」といった記載があります。

料理の失敗が増えたことと並行して、使い慣れた機械の操作が難しくなりました。一月、母が長年使っていたワードプロセッサーが故障したので、私の妹が、すでに市場に流通しなくなっていた母が使い込んだのと同じワープロの未使用機を見つけて購入しました。ところが、同じ操作で動くはずの新しい機械に、母は苦戦します。

一月二九日　今日は歌を作らなければならないので、落ち着いてと思うのにいろいろすること(?)があって歌作まで行かない。新しいワープロをミーコが仕入れてくれたのだが、なんだか操作がうまくゆかない。ポンになってしまってすっかり分からなくなった。少し落ち着いてと思うのだが、いろいろ一度に変わってまごまごしている。

結局、母は、この新しいワープロを使いこなせないまま、放置することになりました。こうなると、古い方のワープロが本当に故障していたのかどうかもいささか疑問になります。操作ができなくなったためにきちんと機能しなくなった機械を、母は故障だと思いこみ、修理に出した会社は、すでに市場から消えて何年か経過しているワープロをまじめに修理する気もなく、事情がわからない妹は、母の認知機能の低下をおもんばかって、苦労して同じ機械を探し出して買ってみたが、結局使えなかった、といったところが真相なのではないかと思います。機械が使えなかった日の日記には、「めそめそ」「ポンになってしまってすっかり分からなくなった」「いろいろ一度に変わってまごまごしている」「なんだか頭の中も心もぐちゃぐちゃのようで情けない」「ばかばかりしている」といった記載が必ずみられ、こうした小さな失敗が、すでに傷ついている母の自己評価を一層低下させていく様子がうかがえます。

この年、母にとって、デジタル化された銀行での手続きはほとんど不可能となっていました。

八月八日　ミーコが私の三菱の引き出しに立ち会ってくれるために(休んで)同道してくれて助かった。何だか面倒になってやりきれないが甘えてはいけない。

八月九日　ミーコが休んでくれて三菱に手続きにゆく。もう保健《ママ》の期限が切れたので方針をかえてつめてゆかなくてはならない。予想以上に長生きしてしまった。三菱でもっと用を足すつもりだったのが、何だかボーっとして中途半端になった。せっかくミーコが同道してくれたのに何だかすっかり呆けてしまったのか不安だ。

八月八日と九日には、同じエピソードが繰り返して書かれています。ここでも、手伝ってくれた妹に対する感謝とともに「面倒になってやりきれない」「すっかり呆けてしまったのか不安だ」といった自己評価の低下がセットで記されています。この年、母を助けたのは、母の要求を知っていて、機械の操作もできる娘の同伴でした。高齢社会を円滑にするのは、デジタルフォーメーションではなく、一見、非能率ではあるけれど、信頼に基づくface to faceです。インプットとアウトプットの間のプロセスが見えないデジタルは、高齢者に限らず、認知機能に障害を持つすべての人にとって高いハードルです。おそらく、デジタルネイティブと呼ばれる現在の若者でも、五〇年後には今の高齢者が直面しているのと同じ壁に突き当たるはずです。行政や金融機関の手続き、公共交通機関等のデジタル化は、経営コストを下げ、これらを使いこなせる利用者の利便性を高めているのは事実です。しかし、デジタル化は、認知機能に障害を持つ人の生活を不便にしているのです。

さて、このころになると母には、銀行手続きだけでなく、家計の管理も難しくなってきていました。

一〇月七日　ミーコが会計簿を見てくれるというので一緒に帳簿の点検。預金通帳など全部出してみてもらう。もう会計を負うのもしんどくなったので、ミーコに見てもらうことにする。

何かあってからでは間に合わないので。

母は若いころから、婦人之友社の家計簿を愛用していました。私たちがお小遣いをもらうようになると、同じ出版社のお小遣い帳というのを与えられ、母の家計簿と一緒に、毎年、年末に新しいものが届きました。父が亡くなった後、同じ婦人之友社の『高年生活の家計簿』というのに替えたようです。二〇〇四年までの家計簿はなんとか記載されているようですが、二〇〇五年の家計簿は見当たらず、この二〇〇六年には、注文を忘れたのか婦人之友社のものではない別の家計簿が残っています。二〇〇四年の家計簿と比較すると、記録されている出費がとても少なく、たぶん、忘れてしまって記録できなかったものも多かったのでしょう。翌二〇〇七年に改めて使い慣れた婦人之友社の『高年生活の家計簿』に戻しますが、もはや、ほとんど何も記載されていません。

さらに、毎月、歌誌に投稿することが母にとって、いよいよ苦痛になっていきました。毎月一〇首投稿し、そのほぼ全部が掲載されていた同人誌『まひる野』に、三月には七首、五月には六首しか掲載されなくなります。歌を作ることが難しくなっただけでなく、でき上がった歌の評価が低下していたのでしょう。しかし、聖書一〇〇週間に苦しみながら参加しようとしたのと同様、母は何とか短歌にしがみつこうとします。

一月三〇日　なかなか歌ができないので海の公園に行ってみた。犬の散歩の人が二、三人、後は静かだったがなんといっても心が動かない。でも、しばらく座って海を見て帰宅。どうしてこうも心が和まないのか嫌になってしまう。頭もコチコチで新しいワープロにもまだなじめない。少しのんきになって休みたい。
六月二九日　やっとこさ歌提出。つづいて作ってゆかれるかしらと心配——いいや、作り続けなくてはならない……私は一生何をしてきたのか全くわからない。つまらない人間ならそれなりにその残る一生を大切に過ごさなければならないと痛感した。
一一月二九日　『まひる野』の歌、昨日仕上げて今朝投函。なかなか歌も思うようにいかないがこれまで止めてしまっては空っぽだから頑張っている。

母は、歌ができなくなったことを、自分の心が枯れてしまった、感情がわかなくなったためだと考え、あるときは何とかしようと自分を叱咤し、あるときはもうだめだと悲痛な溜息を洩らします。感情が動かない、心が枯れてしまったということは確かにあったのでしょう。しかし、母が短歌を作れなくなった本当の理由は、感情が鈍くなったからというだけではなく、かつてのように、言葉を頭の中で上手に操作できなくなっていたからでした。歌を作るための感興を絞り出そうと真冬の海浜公園まで出かけた母は、一人海を眺めながら、何を思っていたのでしょうか。
このころになると、能力の低下は歴然としており、母はそれに気づきながら、何とかしなければと抵抗を試みました。

八月六日　何となくごろごろして午後をすごす。もう少ししっかりしないと困る。今日を最後にもう少しシャンとしなくてはと思っている。頑張れ！　レイコ！

自分の努力で何とかしたいともがいては挫折し、頑張っては疲れ果てます。頑張ろうという言葉も、この年になると、むしろうつろに響きます。夫に先立たれ、娘と二人きりになった広い家で、夜、一人で日記帳に向かい「頑張れ！　レイコ！」と書き、静かに日記帳を閉じて就寝の祈りを唱える母の姿を想像すると言葉が出ません。
しかしながら、この年、目立つのは、上記のような、頑張ろう、気持ちを引き締めようという言葉ではなく、もうだめかもしれないという力ないつぶやきです。

七月一八日　午后はだらだらと過ごした。こんなことではいけないのだが、どうにも力が出ない。ボケが深まらないように！　夜中また覚めて眠れない。一〜四時頃までまごまごしたりしていた。

七月三〇日　何だかやっと生きている感じ、寝てばかり……このまんま呆けてしまうのかしら、大変大変

母の日記には、数年前から、短歌の会、教会の勉強会、同級生との古典の勉強会などのグループに参加することが少しずつ厳しくなっている様子が綴られていましたが、いよいよ、こうした

グループに参加することが困難になっていることが明らかになった年でした。ここまでの引用にもしばしば出てきますが、○○に出かけようと思ったが途中で引き返した、といった記載がたくさん出現します。

一一月一七日　午后、つくし会に行くつもりで準備したが、いざとなったら風が少し強くて気が進まない。歌も出してないので二首作ってもってゆくつもりがなかなか気が進まなくて、駅までゆかないで戻る

もちろん、体力が落ちてきたということは大きな要因であったろうとは思いますが、母の書きぶりを見ていると、会合に向かう前に、そこで上手に振る舞えるかどうかが心配になって、気持ちがなえてしまっていたように見えます。長く親しんできたグループに加わることが困難になったのと同時に、一人でいる時間の苦痛も増していきました。家にいるとすぐ寝てしまうのは、一人でいる時間が不安で落ち着かないものになっていたためだろうと思います。

七月一六日　朝、普通に起きたが余り調子がよくないのでミサを休むことにする。そして又寝る。どうもこのところはっきりしないで閉口。気構えが悪いのか、年齢のせいか⁇（略）テレビも余り面白くなく、本を読んでばかりともいかない。これからの時間の潰しようを工夫

しなければならないと思う。

長年親しんだサークルや古い友達との付き合いが減り、一人でいる時間も苦痛になってきた母は、しきりに、自分の身じまいを考え始めました。

七月二三日　いつ終わりともわからない身なのでみーこの邪魔にならないようにと願うことしきり。どこかへ入ろうか、適当なところを探してみようかと思っている。

結局、母は自分の身の処し方を決断できずにこの年を過ごしました。本当は、もはや母にそういう決断をする能力はなく、私が変わりに決断すべきだったのですが、私は、何となく、現実に直面するのが嫌で、母がこの話題に触れることを避け、決断を先延ばしていました。母も薄々、その話を避けようとする私の気持ちを察していたのではないかと思います。

一〇月九日　夜、マーちゃん［私のこと］が見舞いに来てくれて嬉しかった。いろいろ今後のことを相談したいがあまりせいてもいけないし、私自身をしっかりさせないと困るので、今日は黙っていた。

一二月一〇日　マーちゃんが泊まりに来てくれた。会ったら、将来のことなど話を聞きたいと思っていたのに、何となく過ごしてしまった。まあ無理をしないようにとの趣旨だろうが私のために彼女〔娘〕を縛ってしまうようなことになってはいけないと思うので……頼りになる息子たち、娘をもって幸せだとは思うが、自重しなくてはと思っている。

このころ、母はしきりに「東京の老人ホームに入りたい」と言っていました。しかし、話を聞いても、故郷に帰れば友達がいる、みんなに会える、ということばかりで要領を得ませんでした。八二歳になった母の心身の衰えは明らかでしたが、歌の会でも、教会のお付き合いでも、母の世代は少しずつフェイドアウトしつつあり、東京に行ったからといって、母の期待するような古いお付き合いが復活するわけでもなく、そのとき、母の周囲に残っていた交友関係が活性化するということも期待できませんでした。「東京」は、母にとって、現在の孤独と不安から逃れ、古い友だちと過ごすことができる空想の中の「安心な故郷」だったのです。ついつい面倒になり、この話はしたくない、というオーラを漂わせている私の前で、母は言いたいことの半分も言えなかったのでしょう。「頼りになる息子たち、娘をもって幸せだとは思う」という母の言葉は、母の追い詰められた苦しみを、心を閉ざして受け流す私への、内心のいらだちと怒りを鎮めるための呪文だったのかもしれません。

一人でいることも、グループの中に身を置くことも不安になった母にとって最も心が安らぐ時間は、親しい人と二人でいる時間でした。

一月一七日　仲野さんが来てくれて、一緒にお茶を飲む。何となく心が和む。一日独りだとやはり寂しい。といって寂しがってばかりもこの先どうにもならないからそれを克服しなければならない。

一一月五日　青山さん来訪、思いがけず嬉しかった。ミーコもいてくれたのでゆっくり話して久しぶりに楽しかった。

仲野さんは、母の家の世話に来てくださることができなくなった後も、母を気にかけ、ときどき母を訪ねてくださいました。青山さんは、私が子どものころ、父の歯科医院を手伝ってくれていた看護婦さんで、家族のようなお付き合いをしてくださいました。

母は、一二月に一二回、近所に開業した整体の施療院にでかけています。多い日には、一日二回、この施療院に出かけマッサージを受けました。この施療院の若いセラピストたちが、母の話し相手になり、不安を支え、孤独をいやしてくれたのはもちろんですが、マッサージであればたとえ話が途切れても、身体の施術に身を任せていればよいので、母にとっては気を遣わないで済む場だったのだと思います。

同居している娘への、物心両面での母の依存は一層深まりました。母はこの年、二回旅行をしました。一度目は、五月一九日から二一日まで、娘が付き添い、九州に住む、すぐ上の姉の家族と落ち合って高知県を訪ねました。高知では、母の一族の始祖といわれる大高坂《おおだかさ》松王丸の記念碑と、松王丸を祀った松熊神社を訪ねました。後醍醐天皇の皇子の忠臣で、土佐大高坂城主であったという大高坂松王丸と土佐の地は、幼いころ両親を亡くした母にとって心の故郷のようなもので、「気になっていた故郷帰りも果たし、九州の皆さんとも会えてよかった」と旅行を総括しました。一方で、帰宅した二一日の日記の最後には「みーこは最後まで世話をやいてくれてありがとう。おかげさまで私はずいぶん疲れを削ってもらえて何とか元気で助かった。体力の減退の著しさを痛感」と記しました。

二度目は、一〇月一六日から一七日まで、紅葉の日光を娘と二人で訪れた旅でした。奥日光をめぐるのは、青山学院高等女学部の二年生のとき以来だと母は書きます。本当にそうだったかどうかは定かでありませんが、一泊二日の旅行中、母の日記には、青山時代の旅行と比較した記述がいくつかあります。このときは、娘と二人きりだったせいか、高知旅行より多少楽だったようです。出発前の一〇月一五日、母は次のような日記を書きました。

一〇月一五日　私はいよいよ頭がパーになってきて情けない。穏やかにボケていくほかないが……午後、ミーコが買い物に付き添ってくれて、東武「デパート」で白いブラウスを一枚求めた。みーこはなんだか休みの日を一日中台所に立っていろいろ作っている。私が火を使わなくても済むように用意してくれている。心遣いありがとう。明日の支度、ありがとう。もうこれから先、旅行に行けるかどうか？　体調やいろいろ考えてしまう。正彦が旅費を出してくれたよし。皆が心を配ってくれるのに、ポンの私で申し訳ない。せめてかわいいやさしいおばあちゃんであるように努めよう。明日はドライブ、万斉《ママ》！

一〇月一七日　紅葉が美しく、こんな時期の旅行は初めてで大当たり。みーこにすっかりお世話になった。今後は、こんなに元気に旅はできないと思うと感慨無量。ミーコにはすっかりお世話になり、運転と両方でさぞ疲れたことと思う。多謝

母にとって、娘と二人でいる時間が最も安心できる時間だったのだと思います。娘も、勤務の合間を縫って、母が楽しむような外出を試みました。

五月一四日　みーこの会社の方が出演される音楽会に行き久しぶりに楽しむ。昼食も鰻のおごり。母の日万歳！　正彦、陽彦からＴＥＬもらう。おかげさまで皆に優しくしてもらって勿体ない。

八月五日　習志野文化ホールでの音楽会にみーことゆく。久しぶりで楽しかった。(略)みーこも一緒でなんということなくのどかに過ごせてうれしかった。

一二月二三日　X'mas コンサートにミーコが連れて行ってくれた。嬉しかった。少人数の室内楽だったが丁度行きたい時だったのでみーこの心やりが身に染みた。私は皆にいたわられて幸せだと思う。何とかお返しをして死にたいと思う。私のあと、三人の兄妹がどうぞ平和に仲良く暮らしてくれるように祈るばかりだ。

娘と二人の外出を楽しんでいると書いた母でしたが、たぶん、この時期、母が一番好きだったのは、娘と二人、何もしないで家で過ごす時間でした。以前のように、無邪気に外出を楽しむこ

とができず、家の外の環境に適応することが難しくなっていた母は、遠出をすれば疲れ、人中に出れば自分が何か失敗をしはすまいかと気を遣っていました。

六月三日　みーこが休みでどこにも出かけなかったのでほっとした。一緒に一日過ごす。
八月五日　みーこも一緒で何ということなく過ごせてうれしかった。
八月二六日　あまり元気はないが、みーこがいてくれると心強い。(略)今後彼女に幸せがあるように切に祈る。

このころ、娘との時間と並んで、母の心を和ませたのは、ものを言わない植物でした。

四月二三日　庭の棚には藤が咲き始めた。(　　　)白い花もいっぱい。この季節わが家の庭は一番美しい。水仙もフリージアもさつきもえにしだも、雪やなぎ、こでまり、ぼけ、連翹、山法師、シャガ等々何よりの幸せだ。

一一月二六日には日記の欄外に「いついかに根づきたるにか窓下に咲く鶏頭の朱くたのもし」という短歌を書き記しています。窓を開けたら窓の下の狭い場所から目を出した鶏頭の朱い花が、力強く咲いていたという歌です。まだまだ捨てたものではないじゃない、と母に言いたくなりますが、この歌を私が目にしたのは、母が亡くなって何年もたったときでした。

この年のクリスマスから大晦日にかけて、日記の記載はあまり豊かではありません。

一二月二九日　今日からみーこ休み。私は整体。体調良くなく午后もう一度整体。ゆっくり休む。みーこ、煮物など始める。玲子、門松作り付け、お供え餅、床の間掛け軸、花など飾りつけ。二人とも整体。みーこは食糧《ママ》準備に大忙し、豆などの煮つけはあらまし出来上がった。サンキューベリベリマッチ

一二月三〇日　朝●●〔判読不能〕、み、今日から休みで朝ゆっくり。私は朝のうちに治療〔整体〕に行った。みーこが煮物等を始める。私は蔭で田作りなど、例のとおり。掛け軸や門松も整って気持ちよい。今年はあまり体調が良くないのでみーこにすべて任せ、また彼女はそういう仕事が好きなので、張り切ってよくしてくれてありがたい。

二日の間に同じことが何回か書かれ、文章も乱れています。二〇〇五年まで、その年の終わりの感想と、新しい年への決意が書かれていた大晦日の欄には、何も書かれていません。

八三歳（二〇〇七年）「呆けてしまったみたい……呆けてしまった!!」

この年、八三歳の日記は、日記としての記録性の揺らぎがさらに増し、未記入の日が多くなりました。二〇〇六年にはちょうど二〇日間、記載がほとんどない日がありましたが、二〇〇七年

には、記載のまったくない日が一〇七日、破り捨てられているページが八日分、記載が一、二の単語のみで文になっていない日が三五日、合計で一五〇日にのぼります。外出先は医療機関、整体、教会等が過半を占めます。訪問者はほとんど、介護関連の人と私たち親族だけです。

四月一日(日) 枝の主日。新しい神父様のミサで。ミサ後、お祝の食事。帰ってくたくた。就床。みーこ、お友達のお父さま逝去でお悔みにゆく。午后ひとりでダラダラ寝たり起きたり。歌も漸く出してほっとした。夜テレビで受胎告知などがあるのでぜひ観たいが少々体がつらい。

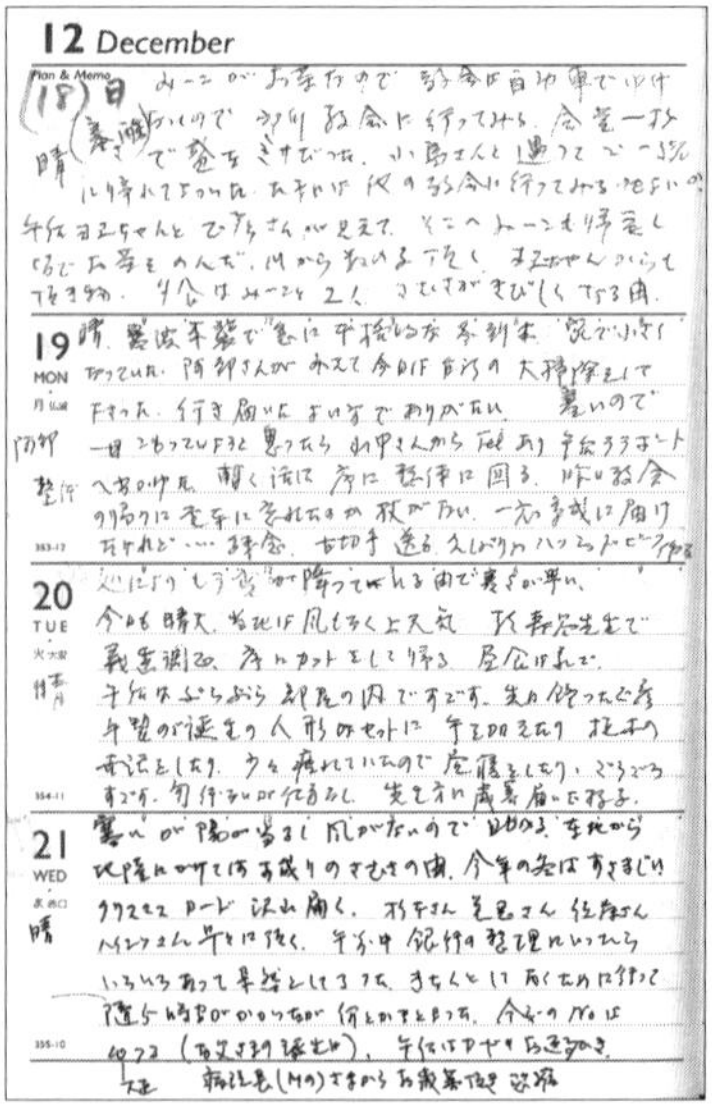

2005 年の日記

四月二日(月) 休養。

四月三日(火) 寒さが戻って調子が出ない。近くの整体にゆくのがやっと。でもあそこで多少バカ話をしたり笑ったりできるので独りでいるよりほっとする。加山さんが教会を替られたので淋しい。何となく少し疎遠になって了った。私も市川にゆきたいがみーこのこともあり考えている。

四月四日(水) 体調悪く朝から休養。歌

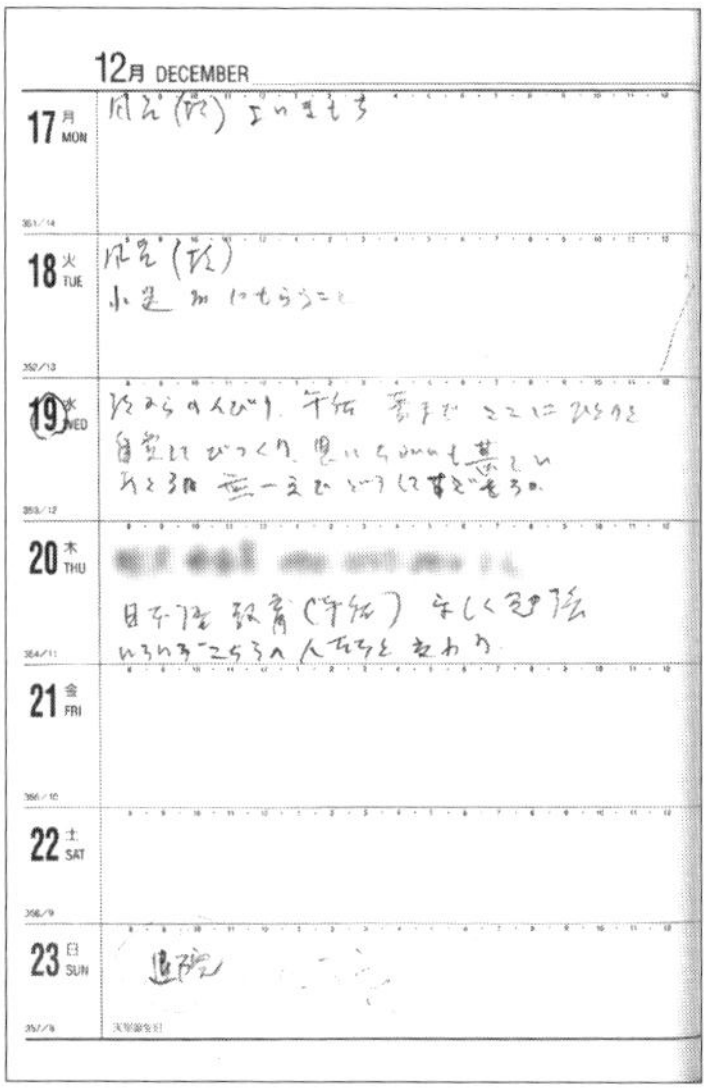

2007年の日記

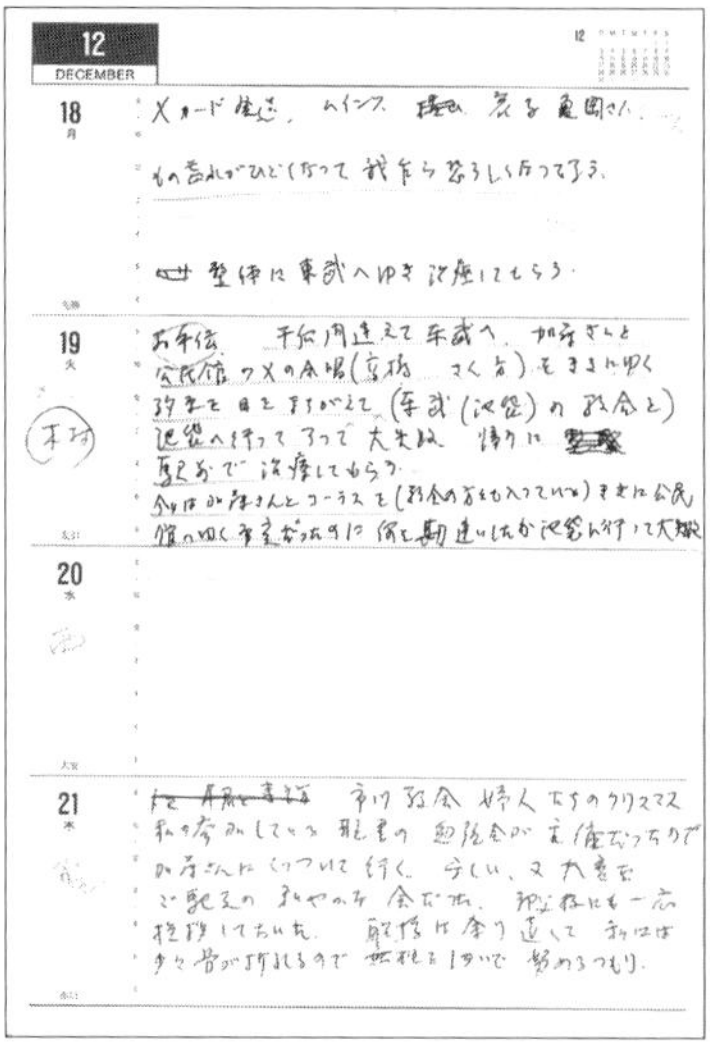

2006年の日記

の講座(池袋)休む。夕方整体にゆき、漸くほっとする。今日はお手伝いさんが来てくれたので、午前中は甘えて休養させてもらった。でも池袋を休んでよかった。どうやら体もひきとめられて、夜は漸く夕食をとった。みーこ帰宅遅し。整体？

四月五日(木)　ガンセンター。お昼にみーこが会社から来てくれて合流。一緒に昼食。久しぶりにガンセンターの上階で。すんでから別れる。帰って昼寝。何もしないのにクタクタになってしまった。聖週間をダラしないこと。

四月六日(金)　午前中治療。午后山本さんと偶然出あって谷津にゆき買物(布地)。帰ってクタクタで又休む。聖金なのに申しわけない。一日だらだらすごして了った。

四月七日(土)　朝から息苦しい。このところ不調。みーこ、午前船橋。午后↓夕方、正彦サン来訪、嬉しい。夕方ミサ(復活祭)出かける。久しぶり、歌ミサでよかった。

四月一日に見られる「歌も漸く出し」たという記載は、母の勘違いです。四月の最初の七日間、「疲れた」「体調悪く」「くたくた」「だらだら」といった言葉のない日はありません。今までなら、何も考えずとも簡単にできたことが、いちいち手順を確認し、間違っていないかを確認し、それでも失敗、やり直しが多く……そういう生活が母の疲労を増大させ、意欲を損なっていきました。図2(六三ページ)をもう一度見てください。この年に目立つのは、自分を叱咤し鼓舞する言葉の割合がこれまでで最高になったことでした。こうした言葉はこれ以前にもたくさん見られるのですが、全体の語彙の中に占める割合は、一九九一年から二〇〇五年まで一%前後にすぎませんでした。それが、二〇〇六年に一・七%に増加し、二〇〇七年には三・二%にのぼります。母は、日々、自分の心身が思うに任せぬことを嘆きながら、それでも、頑張ればなんとかなる、もっと頑張れ、もっと、もっと、と自分を鼓舞しようとしていたのだと思います。こういう言葉は、次の年にはもう見られなくなります。

整体に行ったという記載も、七日間に二回見られます。前年から頻繁に出かけていた整体院に、この年の一月から五月まで、ほぼ連日、通っていたようです。三日の「あそこで多少バカ話をしたり笑ったりできるので独りでいるよりほっとする」は、母の本音であったと思います。

母はこの年、順天堂大学医学部附属順天堂医院でアルツハイマー病の診断を受けました。順天堂大学の新井平伊教授は、認知症を専門にする精神科医で、私の若いころからの友人でした。

一月二〇日　(略)夕方帰ってから正彦さんが来訪。私の診察の手回しをして下さった由。感謝。このごろ(気のせいでもあるか?)ボケが多くなったようで我ながら心配していたら、ミーコがMちゃんに頼んでくれた由。恐れ入ります。早手回しの方が良い。

あれだけ呆けた呆けたと言っている母が、いざ、診察を受けるという段になって「気のせいでもあるか?」という言葉を挟むところに、母の複雑な思いが垣間見えるようです。そういう気持ちで読み直すと、「感謝」という言葉と「恐れ入ります。早手回しの方が良い」という言葉には微妙な感情のずれがあって、後者は何やら皮肉のように読めなくもありません。この日、私は日中仕事をし、夕方、母を訪ねました。私は日記に次のように書いています。

一月二〇日　(略)船橋へ。みどりは留守で母と夕食。いつもと同じ、老人ホームに入った方がみどりの足手まといにならないのではないかという話を何度も聞かされてイライラする。一〇時帰宅。

順天堂医院での受診を勧めたときの母の様子に関する記載は、前後の日記を見ても皆無です。たまに訪ねて話し相手になるだけの私がイライラするのですから、毎日、母の相手をする妹の心理的な疲労はもっと高まっており、このころ、私の日記には、妹がイライラしていて心配だという記載が何度か見られます。私は、老年精神医学を専門にする医師ですから、母の状態を見て認知症だと気づかなかったわけではありません。それでも、きちんと検査をし、診断を受けるということに、この時期まで躊躇した理由を考えると、一つには、現実を見たくなかったから、もう一つは、診断をした後の治療に期待していなかったからです。ではなぜ、この時期にといえば、同居する妹の心理的肉体的負担が限界に近づきつつあるように思えたからでした。受診に対する母の複雑な思いは、その後も日記に記されました。二六日には、いよいよ、初めて診察を受けました。

一月二六日　順天堂病院、私の呆けの検査。みーこが会社を休んで付き添ってくれ、さっちゃんも来て世話してくださった。多謝。お蔭で大したことはなかったようで、あとまた、来月、データをとる。みーこは一旦帰ってからまた、室町の三越に出かけた。私は沈没。

このときの検査結果は、MRIでも、心理検査でも、アルツハイマー病の可能性を否定できない、というレベルでした。三〇点満点で、二三点以下を認知症の可能性ありとするMMSEという検査では二五点という非常に微妙なものでした。もう少し詳しく認知機能のプロフィールを評価するCOGNISTATという検査でみると、アルツハイマー型認知症で比較的早期から障害される、見当識と記憶の成績が、はっきりと低下していましたが、理解、判断、抽象的思考力等、他の認知機能は高く保たれていました。新井先生がどう説明してくださったかはわかりませんが、こうした微妙な検査成績の説明は、受診前から認知症かもしれない、と恐れながら、一方、それが杞憂であってほしいという期待を捨てきれないでいた母には「大したことはなかった」というふうに聞こえたのだと思います。

三月九日　順天堂診察。みーこと正午に病院で落ち合う。この前の続きで私の呆けの検査。二分ぐらいマイナスになっているらしい。情けないが少しでほっとした。病院からみーこは会社に。お世話になって申し訳ない。帰ったらくたくただった。早寝。

「二分ぐらいマイナス」というのが何のことなのかわからないのですが、何かの検査で若干正常値を下回ったのだと思います。その説明を聞いた母は、ごく軽い障害だといわれたのだと思ったのでしょう。「情けないが少しでほっとした」という母の記載は、一月二六日の「大したことはなかった」に通じるものです。

アルツハイマー病という診断に次いで、この年の大きな出来事は、骨折による入院でした。一〇月一五日、近所のショッピングセンターで友達と待ち合わせていた母は、歩道でつまずき、転倒、上腕骨にひびが入るという怪我をしました。すぐに近所の救急病院に搬送され入院しました。母が転倒した日、私は大阪国際会議場で開かれていた日本老年精神医学会のために、大阪リーガロイヤルホテルに投宿していました。国際会議場の階段を下っている最中、事故に関する妹からの電話を受けたときの情景は、今でも生々しく覚えているのに、その夜、ホテルで書いた私の日記は、学会のことばかりで、最後に「夕方、みどりから電話。母が外出中転倒、上腕骨骨折、谷津病院に入院したという連絡」とだけ記されており、自分でも意外なほど関心が薄いような書きぶりです。しかし、今になって自分の日記を読み返すと、この無関心な書きぶりは、これから起こるトラブルからできるだけ目をそらそうとしていた、私の心理的防衛であったような気もします。

一方、怪我をして入院した一〇月一五日の母の日記は、ほぼ正確です。

一〇月一五日　コロビ［コロビ、？コロビという記載が、欄外にも二つ］　ララポートホテルの前の石畳でふみ外し転倒。山本さんと海辺のサンポに出るつもりだったのに……胸（腕？）の骨折他で谷津病院入院

一〇月一六日　谷津病院より東大和光病院に転出（マーちゃんの病院）　みーことA坊が付き添ってくれてありがたい。骨は、左肩と二の腕あたりにひびが入ったようで痛むので改めて転院することになった。

一〇月一七日　M　和光病院長として開院？　10／11（クラス会欠席）

一〇月一八日　Aも来てSと一緒に入院に付き添ってくれた。長い道中だったが無事到着　いろいろ検査をして個室に入る　皆に迷惑をかけて申し訳ないが頑張る他なし

一〇月一九日　Mが丁度病院で当番をするので良く見てくれてありがたかった。夜も届け出る

ほどひどくはなく何とか過ごせた。朝からは湿布や貼物で痛みを抑える。なかなか大きな痛手なので手を尽くしていただいてありがたい
一〇月二〇日　今日は一人で朝を迎えた。いろいろ治療、頓服　S、T見舞いに来訪、㋯夕方からいろいろな荷物を抱えて。食堂の席も決まり、いよいよ入院者としての暮らしが始まる。歌もいくつか作れた。

「コロビ」というカタカナが三度も記され、一つには「?・」がついているところから推測すると、転ぶという漢字を思い出せなかったのかもしれません。入院翌日の一六日、一七日の日記は、一八日に和光病院に転院した後に書いたのか、内容が混乱しています。「東大和光病院」というのは、私がかつて勤務していた東大病院と、そのときに院長をしていた和光病院の区別がつかなかったのでしょう。入院していた習志野市の谷津病院から埼玉県の和光市の和光病院まで、次男夫妻に付き添われて、寝台車で移動した一八日の日記からは、母が、この日、周囲の出来事を比較的しっかりと認識していたことがうかがわれます。一九日は、細かいところが混乱していますが、ほぼ正確な記載、二〇日も家族の面会の順序など、ほぼ正確に記載されています。

しかし、怪我から七日目の一〇月二一日以降、日記は記載が少なくなり、文字が乱れ、内容も混乱した日が多くなります。一〇月二九日、三〇日には、突然、しっかりとした文字で家に帰りたいという気持ちが綴られています。見当識障害のために帰る、と言っているわけではなく、正確な現状認識のうえで帰りたいという思いと、体が思うに任せず、仕方ないというあきらめが綯

い交ぜになったような記述が続きます。

一〇月二九日　何とか船橋に帰れないかと思うがいかが……？　お陰《ママ》様で元気だがやっぱり淋しい。弱虫めと思うが仕方ない。Mは朝治療に見えたようだが、私の方は女の先生と若い先生。お蔭様で無事。病気の件に全く触れず、又、探らず一日のんきに過ごす。

一〇月三〇日　今日は快晴、開けた南面は遠く船橋に続くのだろう。

退院した一二月二三日まで六七日のうち、およそ半分には、まとまった文章は残されていません。記載された文章の中には、「一日だれも来ないし何もない。私には何も知らせてくれないが、正彦の方は自分で方針を決めているらしいが、果たしてそれがどういうものか？　一応ゆっくり話して了解させてくれないと困る（一一月二一日）」といった疎外感や私に対する不満が漏れている日もあります。

一方、母が和光病院に入院していた六七日の間に、私の日記に母に関する記述があるのは一九日分だけです。ほとんどが診療録のように母の様子を記述するばかりです。

母が私の病院に入院している間も、母の心を支えたのは娘でした。母は、娘への感謝を繰り返し日記に記しました。会いに来るたび母と一緒に何かをしてくれたことが、母の印象に残り、楽しい思い出を作ったのだと思います。一一月二四日には短歌の推敲を手伝って、母は久しぶりに同人誌に投稿することができました。一二月八日の夫の命日には、娘が墓参したという連絡を受けて安心した様子で、亡き夫へ語り掛けるような日記を書いています。一二月二日の記載は、一日のエピソードが繰り返されています。実際の体験から一日たった二日の日記では、場所が混乱しています。

一一月一一日　みーこ見舞いに来て一日相手をしたり面倒を見てくれた。本当にうれしくて……今日は曇りだけれど1Fまで降りて一緒に庭の散歩をしてくれてうれしかった。ありがとう　早く良くなって帰りたい。

一一月二四日　み、手仕事で私がまだ作り上げていない歌を一〇首手伝って応援してくれた。お蔭様で清書もすみ、提出できた。サンキューベリーマッチ

一二月一日　みーこと外出。高島平近くの赤塚植物園へ、入院後初めて外出　外の空気を吸ってきれいな紅葉を見て少し元気になったかな?　帰宅して一服、みーこは夜までいていろいろ気配りをしてくれてうれしかった。夕食(弁当持参)を共にし、ゆっくりして帰ってくれた。ありがとう。淋しいけれど夜までお守をしてもらってお疲れさまでした。本当にうれしかった。幸せに!!

一二月二日　[次のページの欄外に記載]み、来訪。本郷の奥の方の緑地や公園を歩き珍しいものを見たり下町の良い見学ができた。珍しいこと。二人で、車で行ったから叶ったがとても一人で歩きではゆけない処だった

一二月八日　菊夫[夫]命日　みーこが墓参してくれたようだ。お蔭様で無事に生きています。

お父様、ありがとう

幼稚園のお友だちも入院中の単調な母の日常に楽しい刺激をくれました。四人組はみな母と同じ八三歳ですから、遠い和光に全員集合、というわけにはいかず、このときはお一人欠席で母を入れて三人でした。母は、和光病院を東大病院と勘違いしています。短い日記の中に、同じ話が二度繰り返されています。

一二月四日　（邦、久）幼（澄欠席）二名わざわざ本郷までいらして下さり7Fティールームにて喫茶。屋上の花を見てくださった。幼（澄子休）の邦子、久美子来訪、7Fで、図書室で本を読み、庭の花を見、ちょっとクラシックな雰囲気になった。帰りは1Fまで降り歩いてゆかれた。わざわざありがとう。珍しい散歩ができた。

一二月二三日、予定どおり、母は退院して自宅に戻りました。同日の母の日記は、鉛筆で「退院」とのみ。実際は、退院に続いて「の予定」と書いてある文字が消しゴムで消されています。何を思って、「予定」と書き、何を思ってそれを消したのでしょう。二四日、母が毎年あれほど大切にしていたクリスマスイブの記載は、「イヴ　ミサ（夜）」だけです。

和光病院入院中は、記憶障害や見当識の障害が急速に進行したように見えた母も、家に帰ると日に日に落ち着きを取り戻しました。さて、この年、母自身による認知機能の低下に関わる記載は六九か所にみられます。前年の一一三件に比較すると減少していますが、この年はほとんど記載のない日が一五〇日もあるので、日記が書かれた日数に対する割合は、二〇〇六年、〇七年とも約三三%で変化がありません。およそ三日に一度は自分の認知機能の低下に関する記述をしていたことになります。このころになると、母は自分の失敗と認知機能の低下の因果関係を理解できないことが多くなりました。前年まで、具体的な失敗が記録されていましたが、この年になると、自分の認知機能低下によって起こったエピソードの多くを、自分が場所や時間を間違えたり、約束を忘れたりした結果とは認識せず、ただ、結果がうまくいっていない、できていない、ということだけを自覚することが多くなります。同じエピソードが、別の日の記録として記されていることが四回あり、そのうち一回(五月二二日、二五日、二九日)は、「今日、新しいお手伝いさんが来た」というものです。二二日が本当に初めてだったようですが、二度目に会った三日後の二五日にも、それからまた四日後、三回目のときも、母は「新しいお手伝いさんが来た」と認識していました。

この年、母が自分で気づいていた、認知機能の低下に起因する具体的な失敗のエピソードには、次のようなものがあります。

一月一〇日　午前中、お手伝いさん、ダスキン一二月分支払い。ダスキンの人がすんで帰ったので、すぐに池袋[歌会]へ。ところがカレンダーの見方が悪く一週間前に行ってしまった。食事(てんぷら)おいしかったが……またやってしまった。

三月七日　午後から西武久しぶり。食事をあたふたとして出かけた。プラットフォームでいつもと違う位置に降りて了ったので池袋の長い駅の勝手がわからず、手間取った。西武と（　　）デパートの位置がこんがらがってしまい、やっとたどり着いた時には講義が始まっていた。こんなに呆けては仕方がない

四月二七日　早とちりで大久保と船橋を間違えてつくし会の集会にいったら誰もいない。帰って気づいて馳せつけた時には解散した後でした！　大木さんたちとお茶を飲んで帰宅。失敗と失くし物だけの一日でした。

七月四日　午後東大病院。さち子さんが来てくださる。(略)タクシーにステッキを置き忘れて困った。(略)ミーコが一日の手順を書いてくれたので助かった。少々呆けてきたので。

このほか、忘れ物、なくし物についての記載が四か所あります。こうした認知機能低下による具体的な失敗のエピソードは、七月以前に集中して、八月以降年の後半にはほとんど見られなくなります。これは、認知機能の低下と意欲の低下が相まって、母が外出する機会、自ら家事をする機会が減り、失敗することも減ったためだと思います。もちろん、失敗したこと、がっかりしたエピソードそのものを忘れてしまうようになったということもあるでしょう。具体的なエピソードの描写が減ったので、固有名詞を思い出せずに空欄のままにする、ということも減りました。しかし、この年の日記には、母自身が自覚していない認知機能の低下に関わる記載が増えました。例えば、和光病院に入院中、東大病院に入院していると勘違いした記載が二回、一つのエピソー

ドに関する記載が同じ日に二回繰り返されている箇所が二か所、別の日に、あたかもその日の出来事のように記載されている箇所が二か所あります。したがって、この年になると、母が失敗と認識していない、日記に書かれていないトラブルは、もっと頻繁に起こっていた可能性があります。

　この年、自分の状況を嘆く記載は三七回です。前年の六六回よりは減っていますが、記述のある日数に対する出現頻度は、どちらも二〇％弱でほぼ同じです。三七件のうち一六件は孤独をかこつ記載です。母の認知機能の低下が、複数の人が意見を言い合うような状況についていくことを困難にしました。そのために、母にとってはレーゾンデートルの重要な一部となっていた聖書の勉強会や、短歌の集まり、女子大の同級生と続けていた古典の勉強会など、小人数で集まって意見を交わすような活動から距離を置くようにさせ、それに続いて、個人的なお付き合いも減っていきました。その結果、母は、娘が会社に行っている間、家で、一人で過ごす時間が長くなりました。本来、本を読んだり、庭仕事をしたり、短歌を作ったりすることで、一人で過ごす時間が苦手ではなかった母が、しきりに孤独を嘆くようになりました。

一月二日　みーこが例年のとおりホテルのお茶席に朝からでかけてしまい、一日私は一人で留守番。正月早々電話もかけられずだんまりですごす。夕方は以外《ママ》に早く帰って来たので嬉しかった。雨も降らず助かった。

一月六日　みーこは午后お茶にでかける……夕方まで。私は一日こもっていた。この処体調も

良くなく、だらだらして心身共にシャキッとしない。今後のことを考えるとどうしたらよいか……みなにめいわくにならないように

毎年、正月元日は、家族が集まりにぎやかに過ごします。しかし、私たちはその日のうちに引き上げてしまい、二日、妹は初釜のお手伝いで毎年外出していました。見当識障害や記銘力障害によって、今、ここで自分は何をしているのか、何をすべきなのかに自信が持てない母にとって、一人ぼっちの時間は不安なものでした。

三月二三日　CTスキャン、ミーコが会社を休んで付き添ってくれた。いつもいろいろとお世話になって申し訳ない。帰ってから彼女は夕刻までお出かけ。一人で休憩していた。友達に電話するにも話題がないしこの頃なんだか寂しい。春になったら少し元気を出したい。
五月六日　一日グズグズする。体調があまり良くない。ドキドキする。電話もかけず、かかっても来ない。不愛想者は寂しい
五月二四日　何となくぶらぶら過ごす。歌作りどんどんしなければならない時期にだらしがなくなって降参している。誰かにTELする気にもなれず、一人で床に入っている。ユーウツ

大人になると一日に何時間か、一人でいることはそれほどつらいことではありません。一人でいても、自分が多くの人とつながっていることを知っているからです。同居している家族があれ

ばなおのこと、その人が帰ってくることがわかっています。認知機能が低下すると、自分と周囲の人とのつながりに確信が持てなくなります。時間の感覚を失うと、あとどれほど待てば家族が帰ってくるのかがわからなくなります。

このほかにも、自分の状況を嘆く記載が繰り返し現れます。思うに任せぬ状況の中で、根拠のない期待をしてみたり、自分を励まし、奮い立たせようとしてみたり、それでもうまくいかず、弱気をのぞかせ自分の不如意な状況に困惑し底なし沼でもがいているような表現が続きます。

四月四日　藤山さんと(　　　)さんの歌集、お礼状を出したいのに一向に感想もかけずぐずぐずしている。こんなことってあるのかしら。

五月一日　このところあまり調子が良くなくて、ミーコが出かけると暫く朝から床にはいってしまう。いい加減で自分で用心しないと甘ったれた体になってしまいそうなので、つとめて動くように心がけている。午前中は治療[整体]、午後は整理など、歌が作れない。

五月一九日　私はもっと心を深めなくてはならないとしみじみ思う。いつ召されるかわからないのにあまりにいろいろ力が足りなすぎる。せっかく授けていただいた教育も身についていないのをしみじみ申し訳なく、情けなく思う。これから努力して少しは深みのある人間になれるかしら。

六月八日　午前中あまり元気なく寝たり起きたり。これでは困るので思い切って午後教会へ。途中早退。就寝、お手伝いさんが夕方見えて食事の準備をして帰る。夕食、就寝、全く元気なし。教会にも気が乗らず、どうしよう？
八月三一日　今日は、小口さんのところで勉強会。勇んで出て行ったのに駅で挫節《ママ》して帰ってきた。心もすっかりくじけてしまって情けない。午前中休養、午後は少し起きて読書などする。心をしっかり立てて、しっかり歩んでいこう。力まずに書こう。
一〇月五日　体調が悪い。午前中治療。午後はごろごろ、だらしなくて嫌になる。歌もできない、文章もまとめられないし気持ちの整理をしなくてはと思いながら、今日も一日だれてしまった。明日はきちんとしてみよう。

この年、母は、認知症になったのではないかという直接的な不安を、より切実に書き記すようになりました。一月早々に、自分が呆けてきたという不安を表現します。

一月八日　今年は成人の日が八日に移転したのか、休日もうろうろしてわずらわしい。あまり天気が良くなかったので一日家でフラフラした。みーこは買い物や食料作りその他に忙しく働いてくれた。私自身、少し、身体、頭が呆けてきたのが自分乍ら解るので参っている。
一月一六日　つくし会。体調もまあまあでこれで最後のお手伝い(司会)かと勇んで出かけたが初《ママ》めて間もなく具合が悪くなって退席。なんとも面目ない限り。タクシーで帰宅して休む。みは帰りに三越へ回るので先に休む。このところ少なからず左巻きでわれながら降参。心を静めて一歩一歩歩みたい。

一月一七日　午后みーこと庭の草取り。今日はみーこも休みなので家のことをいろいろしてくれた。私はこのところ少々(?)になって、われながら心配。なくし物や失敗が多くて困る。

二月三日　朝、ミサ。帰って眠る。ミーコ買い物。夕方m来訪。歌も全く身が入らない。このまま呆けてしまうかと思うと不安。頑張らなくてはと思うが、どんなものか……

二月一九日　頭の中がグチャグチャで呆けてしまったみたい……呆けてしまった!!　家のことも自分のことも訳が分からなくなってきた。用心するから却って構えていけないのかもしれないが少し落ち着いて老いたながらもしっかり、毎日を送ってゆけるよう努力したい。

二月二二日　邦子さんの画展を見に行く。四人集まって楽しかった。作品は花。私は今日はぼーっとしていてあまり良く覚えていないようで、帰ってから思い出せない。何をしに行ったのか、ボケてしまったのか、心配になった。

三月二六日　何もわからなくなってバカになってしまったみたい。午前中整体にいく。あそこの人は私のことを珍しがって大切にしてくれるのでありがたい。午後買い物に船橋へゆく。明日は教会と勘違いして買い物に出かけたが、明後日だったし、私が何も気をもむこともでしゃばることもなかったのに相変わらずの馬鹿で嫌になった。

六月七日　私は少なからずボーっとしていて我ながら心配

認知症に関する不安は一月、二月にしばしば表現されますが、その後は、三月に一回、六月に一回出現するだけです。日記の記載が欠落する日数は、この年の四月、一三日に急増、その後回復することなく、記録的な猛暑となった八月は、記載なし二〇日、単語のみ九日で、文になっているのは二日だけになります。それに伴って母の認知機能も危うくなり、不安を具体的に表現することができなくなったのだろうと思います。

この年の日記にも、引き続き自分の身の振り方に関する記載が八回出現しますが、具体的な方針を考えたり、調べたりといった能力はすでに失われており、主体的に我が身をどうしたいというより、不安に駆られて何とかしなければなるまいと考えているような記載に変化しています。自分で考えをまとめられない分、私たちに相談しようと考えていたようです。

一月一一日　これより先の身の振り方を考えなくてはいけないかと思う。会計のことは私の分は何とかなるかもしれないが、みーこの先のこと、三人の兄妹が平和に暮らせるよう分けなければならない。それには私の始末が第一と思い、まーこに相談したい。

三月一〇日　み外出なので、夕方Mが来てくれる。皆に労われて幸せ。でも何とかきちんと整えてゆかねば私自身困るので、Mに相談してみる。

三月二五日　今日は朝、みーこはお稽古に出かけ、私は足がない上に少々具合が悪くてミサを休んでしまった。四旬節だというのに。夕方ミーコが帰宅。Mちゃんも訪ねてくれた。いつも優しい。夕食を一緒にいただいて嬉しかった。ミーコの将来のこと、Aちゃんのことといろいろ相談したいことがあるけれど、私自身がしっかりしないので話し出せない。なるべく早く家を始末してミーコの将来のコースを引いてあげて逝きたいと切望している。

七月一日　M、Aが来てくれてうれしかった。大事なことを相談しようと思っていたのにただしゃべってしまって終わった。失敗。

私の日記にも、母と会ったことは記録されていますが、母の身の処し方について相談された、という記載はまったくありません。三日とも、母は、何とか、自分の思いを伝えようとはしたのだろうと思います。私の日記の記述を読んでいると、私はあえて、母にその話を持ち出させないようにしていたのでは、とさえ思います。それでいながら、私たちは、母を抜きにして、介護保険の在宅サービス利用などについて相談を進めていました。仕事の合間に、さっさと片付けてしまいたい私たちには、母の思考のスピードに合わせてゆっくり進む余裕はありませんでした。母は、たぶん、自分のことが、自分を抜きにして次々決められているという不安を感じていたのでしょう。子どもたちが提示する方針にはっきりと異を唱えたり、自分の意見を主張したりする能力を失っていた母は次のように不満を述べます。

七月［日付不明・欄外］　なんだかいろいろ変になってきてまごまごしてしまうし、あまり気の進まないプランニングに少々とまどっている。少し様子を見て方向を決めたいが、自身も持て余しているので注文ばかりは付けられない。

身の処し方というより、身じまいを図っていたかのような日記もありました。

一月一九日　菊夫お父様の葬儀の記録や名簿はもう二〇年前のことだけれど、コートルームの棚に記録を残してあるので、何かの時は(時代が還《ママ》っているからどうかわからないけれど)一応葬儀の準備の参考になると思う。もちろん献体もしているから大げさなことなく、皆さんとお別れして行ければ結構です。よろしくお願いします。

一〇月二〇日　篠[弘]先生の西武の講座も大儀なのでやめることにして挨拶に行く。みーこが休みをとっていたので付き添ってくれて助かった。講義には出ず、友達にも会えなかったが、ともかく、先生にだけは長年のお礼を言上し今後のこともお願いした。歌だけはもう暫く続けたい。

一月一九日は、自分の死後の準備についてです。母は、夫と死別した後、少しずつ、自分の死後の準備を進めていました。その後、一〇年以上が経過し、内容は少しずつ改められていたようですが、この時期になると、母はもう、細かい指示を書き換える能力はありませんでした。自分の能力が失われていくことを自覚しながら、もう一度、自分の意思を示しておきたかったのかもしれません。

一〇月二〇日の日記は、短歌の勉強をしていた講座をやめたときの様子です。短歌を作って毎月投稿することはすでにほとんどできなくなり、たまたま近くのデパートで続けていた短歌に関する講座にも、出席できなくなってずいぶん経っていたのですが、篠先生には個人的にも大変お世話になっていたので、この日、お別れのご挨拶に伺ったのだろうと思います。

この年の日記には、なくし物や忘れ物に関する記録が四か所ありますが、そのうち二か所は私の誕生日に関するものです。

四月一〇日　まあちゃん、誕生日も近いので津田沼の(　　　)にお祝いのカードを買いに行き序にちょっとしたものを買ったのだが(買い物券で)落としてしまった。どうも間が抜けていて仕方がない。

四月一二日　昨日、マーちゃんに誕生口カードを送ったが、少々お祝いの品を買ったのをどこか(喫茶店　駅)で落として失くしてしまった。今日探してもわからないのであきらめたが代わりのものが買えないので困ってしまう。何とか……今日は、体調がよくなくて走り回れず、困った。兎も角、カードだけは届いたと思うのでカンベンしてください。

この年も、母から届いたバースデイカードには次のような文章が書かれていました。

お誕生日おめでとうございます。御齢○《ママ》才?

二〇〇七年四月一二日

玲子

昨日用意しながら出し忘れました。モーロクの段おゆるし下さい。

今一二日午前二時三〇分　醒めてビックリ。起き出して書いています。

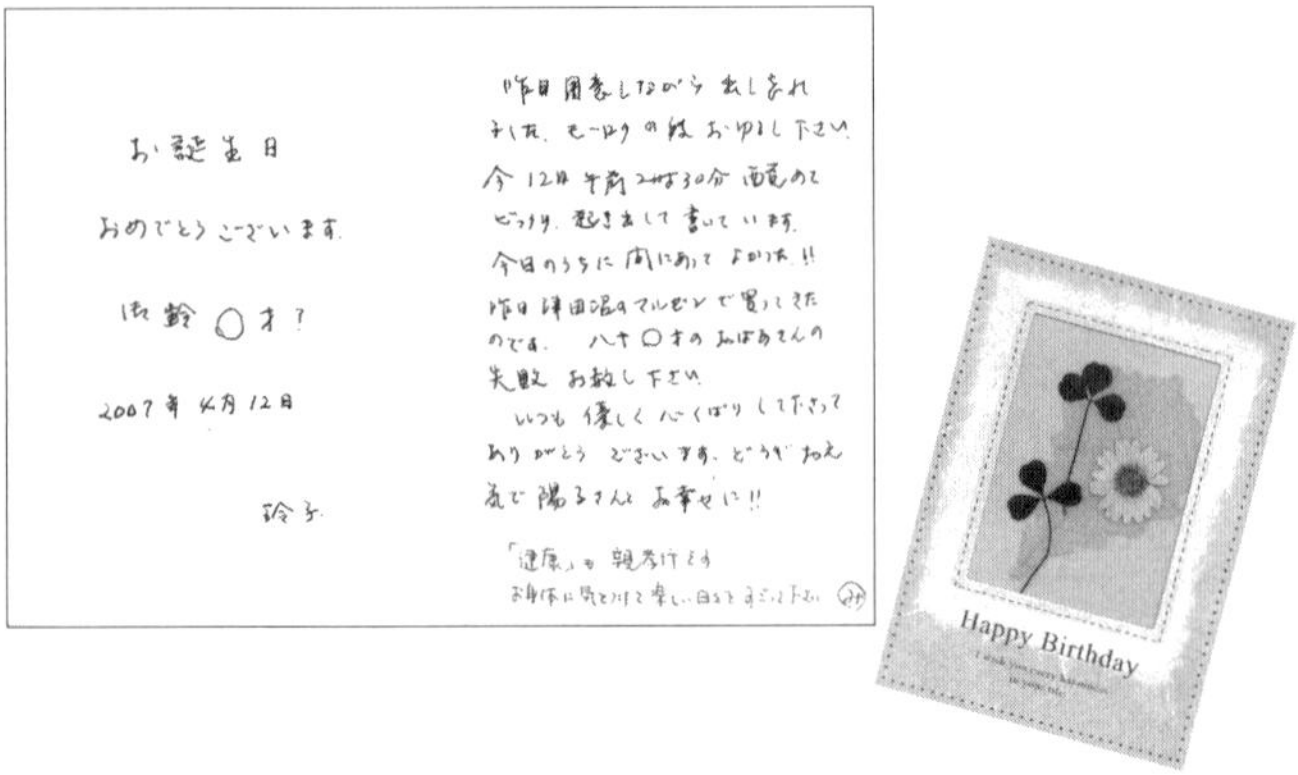

2007年4月，母から届いたバースデイカード

今日のうちに間にあってよかった!!
昨日津田沼のマルゼンで買ってきたのです。八十○《ママ》才のおばあさんの失敗、お赦し下さい。
いつも優しい心くばりして下さってありがとうございます。どうぞお元気で陽子さんとお幸せに!!

同じ日、私の日記にも、母のカードに関する記載があります。

四月一二日　母からバースデイカード、宛名の漢字が間違っているうえ、別人のような手、カードを開くと年齢を○歳と書いてある

誕生日当日の深夜に目を覚まし、机の上に残っているカードを見つけて、慌てて書いて、ポストに入れてくれたのでしょう。今、母の日記を読み、改めて母の祈りがこもったカードを読み返し、自分の日記の冷たい文字を見つめると涙が溢れてきます。赦してほしいのは、僕の

方です、お母さん。
この年、母は、二人の心理学の大学院生と一緒に、ライフレビューを完成させました(二ページ)。母はその最後を次のような言葉で結びました。

正彦、陽彦、みどりさん、どうぞ神様のお護りを信じて下さい。私は小さい時に両親を失いましたが、父の信仰の姿を見て、それに習って何とかがんばってきました。苦しい時には祈りましょう。神様に甘えるのではなく、委ねて祈りましょう。きっと道は開けると思います。
至らない母親で申し訳ない。物的にも貧しいままでごめんなさい。色々とお世話になりました。それぞれの道を真面目に歩んで下さい。心からお幸せを祈ります。心から、ありがとうございました。
二〇〇七年六月一七日
玲子

八四歳(二〇〇八年)「一日一日呆けが進んでゆくようで恐ろしくて仕方がない」

二〇〇八年の日記帳は、母の最後の日記帳です。ユニセフが子どもをモチーフにした絵をすべてのページに配した美しい日記帳で、一ページに一週間分の記録ができるようになっています。この年、母が記録した日記は全部で六九日分、そのほとんどに、認知機能の低下や自分の状況に対する嘆きのような記述がみられます。母の日記にそって、この年前半の母の生活を追ってみます。

一月一日　陽彦一家、邦彦さん来訪(正彦風邪で臥床の由)静かな良い正月↑もう元気になった三日TEL

一月二日　少々疲れた。一日中ぐたぐた、みは浦安のホテルにお茶の先生(鈴木)にご挨拶に伺う。私は今一つシンが立たないでぶらぶらうとうと心もとなし

一月三日　暖かい日中をまた昼寝してしまった。これしか過ごしようがないとは情けない。みどりは自分の思いをそのまま生活に生かしていて羨ましい。私の頭の中はグチャグチャに散らかってまとめようがない……テレビの音がむなしく耳に入るばかりだ。新年早々こんなことでは……テレビマラソンを映している。夕方散歩、みとともに

正月三が日の日記は嘆きばかりです。「私の頭の中はグチャグチャに散らかってまとめようがない……テレビの音がむなしく耳に入るばかりだ」という記述が、コントロールできない事態に茫然自失している母の心の有り様を如実に語っているようです。この時期の私の日記を読み直すと、母からの頻繁な電話の記録に混じって、妹から母が落ち着かないというSOSの電話がかかっていたことがわかります。九日の空白の後、日記は再開します。

一月一三日　まあちゃんにすてきな日記帳を頂いた。一足おくれで残念だったがこれに今年は記録することにする。子供たちの成長も勿体ないほど嬉しいので拙いながらも記録をとどめてゆこう。

この前日、千葉県で講演をした私は、帰路、実家を訪ねて一晩泊まりました。私の日記にも、母が日記帳がない、というので一緒に買いに行ったという記録があるのですが、実際に母がつけていた日記の最初のページには、「ミーチャンより」という書き込みがあるので残っているのは、妹が母のために用意した日記帳で、一三日に私と一緒に買った日記帳はどこかに大事にしまわれてそのままになってしまったのでしょう。この後しばらく、精彩を欠く日記が続きます。

一月一九日　つくし新年会　欠席
一月二〇日　朝教会、今年は年始に体調を崩してしまったので私は始《ママ》めてのミサに与った。ミーコがいろいろ気を配ってくれて漸くミサを済ませて帰宅。なんとだらしなくなってしまったかと年始早々情けない思いをする。みどりは連休なので料理や何や忙しくしている。私も励まなくては。（今日、ヘルパーが来ないので気楽）
一月二四日　胸算用「同級生と続けていた古典の読書会」（休）　でかけたが億劫で帰宅（駅より）
一月二五日　~~つくし会（休）新年会~~↓一月一九日でした
一月二六日　新年早々滅入って休み

一月二七日　ミサ

一月二八日　午後から昼食会に出るつもりで支度をしていたが、土壇場でめげて欠席。こんなことでは独りで落ち込んでしまうので心配。自らに応援歌を送《ママ》りながら頑張ろう。背中が痛い。

これまで母の生活の支えだったカトリック教会のミサ、古典の勉強会、短歌の集まりに、必死でしがみつこうとしますが、どれもうまくいかず、途中で挫折したり、大きな疲労感で終わったりといった記載が続きます。記銘力障害や見当識障害が進行してくると、一人でいることが不安になります。いつも、何か忘れていないか、今、私はここにいてよいのか、そもそも、今は一体いつなのだろうということが分からなくなるからです。母はひとりぼっちの不安に耐えきれず、家を出る口実を見つけようとするけれど、どれもうまくいかなくなりました。「自らに応援歌を送りながら頑張ろう。背中が痛い」という母の文字は、息子であり、精神科医である私にとっては、心に針を刺される思いです。この後、日記の記載量は少し増えます。

一月二九日　草取りは切りがない。塀の下は一番目立つので頑張った。今日は小雨模様なので困ってしまう。一日中ほとんど独りなので憂鬱になってしまう。近くに友達がいないのは寂しい。決して人嫌いのつもりはないのだが、もう少し如才なくならなくてはいけないのだろう。老年になってからの努力は骨が折れる。

一月三〇日　今日は●［判読不能］月末で歌も出さなければならない。もう誰も手を引いてくれないから自分でしっかりしなくてはならない。朝からひとりで午前中眠ってしまった。雨は降らないが庭の方々に雑草が威勢よくて降参。独りの時を大切にしよう。

一月三一日　あまり力が出ない。一日閉じこもって作歌、提出。なんだかすっかり意気地なしになって我乍ら困ってしまう。友達も来ないし、出ても行かない。もう少し扉を開いていないと独りぼっちになってしまう。夕方から藤本さんと○《ママ》船方面に出かけて国道沿いの食堂で夕食。いわゆる○《ママ》食だがまあまあで気楽に話して帰宅。歌提出。やっとこさ

二月一日　早くも二月になった。三月までしっかり固めて新しい年度に向かいたい。今日も晴天で気持ちが良い。午前中は治療に行ったり元気にしていたようで……今日は駅前の先生の所にも行ったし。午前中どうして過ごしたか？　ただ治療していただいて大変気持ちよくなった。古い作りかけのものなど出して組み合わせたりした。ミーコから小豆を煮ておくよう頼まれたので目下煮立てている。

二月二日と三日の記載は、日記帳の日付を書き直したり、欄外に日付を書いて追記したりと、時系列が混乱しています。

二月二日［？］　あまり調子が良くなくて心も身体もぼやけてしまった。曜日が重なったり（少々頭の整理がつかなくて）して日記もすっかり狂ってしまった。このまま狂ってしまったらと

思うと情けない。少し落ち着いていろいろ心の整理をしてみよう。

二月三日［?］　今日はニコライ堂へゆく予定だったが朝から雨で体調も優れず、結局すべてサボってしまった。東京の方も（　　　）お断りもしなかった。東京の（　　　）さんもミサにいらしてくださったかもしれないのにＴＥＬもできなかった。一日中茶の間の机の前で居眠り。情けない次第。雪は午後まで降り続き一〇センチ位積もってやんだ。この●［判読不能］が寒いだろうけれど、世の中は雪ですっかりきれいになった。

二月三日［?］　頭も身体もまごまごして曜日が混乱してしまった。情けない。

二月三日［?］　二日、三日、混同して狂ってしまった。今日は三日（日）　雨で東京へもゆけず家でくすぶっていた。体調も頭も不調。

二月四日　昨日は散々頭が落ち着かずに困った。土、日曜と月曜日が混ざってしまって困ったけれど今週は月曜からしっかりガンバロウ。勉強の学生さんは午前中一人見えた。静かで良い人。若いながらもいろいろ良いところを持っていて羨ましい。雪は午後、どんどんとけた。

「草取りは切りがない」とか、「雑草が威勢よくて」という記載は、この時期にしてはあり得ない話です。夜になって日記を書く母は、その日の記憶を思い出すことができません。そのために、それまで日常的にしてきた草取りのことを思い出し、草取りをしたのかもしれないと思い、書いているうちに、それが実際の経験と区別されなくなります。一月三一日の「歌提出」というのも、実際の出来事ではありませんが、同人誌の締め切り日だということは記憶されていて、月末なら、短歌をまとめて投稿したに違いないという気持ちがこう書かせたのだろうと思います。「午前中は治療に行ったり元気にしていたようで……(略)午前中どうして過ごしたか?」というように、思い出せないことを当惑とともにそのまま記述することもあります。二月三日の記載は、具体的なエピソードを書こうとしていますが、こうなると、すでに深く記憶されているはずの固有名詞を想起することができず、空欄が増えます。日記の空欄は、母の思考の空白そのものです。

曜日がわからない、混乱したという記載も繰り返し出現します。時間に関する見当識が失われ、日記の記載が混乱していることを母自身も気づいています。精神科医は、時間に関する見当識を簡単に調べるために、認知症が疑われる患者さんに対して、まったく無造作に、「今日は何日何曜日ですか?」という質問をします。母の日記を読んでいると、こういう質問が、いかに無神経に患者さんの不安を助長しているかがわかります。

この後、一週間、日記が途切れ、一三日から再開します。

二月一三日　心を使っているつもりなのになかなか自分の中が整理できない。もう少しさっぱりとすがすがしく生きたいものと思うが、何となくがさがさ暮らしている。少し落ち着いてきたので読書も思考も進めてゆきたいと努めてみる。

二月一四日　夕方は聖書の読書会(?)でよい勉強ができて嬉しかった。やはり自分で気を遣って用意しなければ●●[判読不能]の時は得られない。夕方からは一人だったのでいろいろ心の中を整理したり考えたりできてよかった。

二月一五日　晴れても寒い日が続く。大寒だもの……でもお陽さまの力はありがたい。今日も体育館に並んで体操があった。午後はいろいろ読書など……本当は歌の会があるはずだったのに変更になったようだ。私があまりよく休むので今のところ無視(?)されているのか通知も来ない。でも歌だけはせめて続けてゆきたいし、ゆかなければならないと思う。午後も人が来ていろいろ相談したりせわしなかった。夕方まで人の出入りがあった。

二月一七日　ミサ(津田沼の聖堂で)その後墓参(みーこと)いろいろあって忙しい。夕方は漸く落ち着いて書き物をしたりしてすごす。何となく人の出入りの多い一日、加山さんから青森のお土産を頂く。ミーコが外出は同伴してくれたので助かった。

二月一八日　朝、学生さん(記憶の勉強)帰って昼食、ホッと一息。古い東京とても●[判読不能]いつくせない。別の方にでもミーコに縁がないか知らん。今日はどうやら天気も落ち着いたのでありがたい。と言っても外出する元気はなくて縮こまっている。昼も眠ってしまうので困る。午後はいま少ししっかりしようと心に決めた。

二月一九日　午前中静か。mバイトも? 午後は引き続き新入りの人あり。ちょっとごたごたして不明。谷津の弁当屋さんに引き受けてもらう。

二〇〇八年一月二八日から二月一九日までは、母の日記が日記としての体裁を保っていた最後の時期であると同時に、認知機能の低下に抗い、母が自分の意思で、自分の自我のまとまりを保とうとした最後の時期でした。一月二八日から二月四日、最後の抵抗を試み、一週間の空白の後、二月一三日の日記に「心を使っているつもりなのになかなか自分の中が整理できない」と書いてから一九日までの記載には、自分を鼓舞して抵抗するのではなく、現実の前になすすべなく茫然としている心の有り様が浮かんできます。

このころになると、母は家族以外の訪問者の顔を認識することはできなくなり、家に上がるときに自己紹介されれば、それと理解しますが、帰ってしまえば誰が何をしに来たかは忘れてしまいます。私たちが母のためにと思って頼んでいた心理士や、お手伝いの方が出入りするたびに、同じような体験をし、結局、「人の出入りが多かった」とだけ認識していたようです。日記が、まとめて記載されているのは、ここまでです。四月は、三日に「朝、往診あり。少し力が出ない」という記載があり、その後は何の記録もありません。

このころの母が、家の中でどのような生活をしていたかは、認知リハビリテーションのために毎週母を訪ねてくれた心理士の紫藤恵美さんのレポートが最も的確に記録しています。紫藤さんと相沢亜由美さんのお二人は、認知リハビリテーションの傍ら、次のように母の様子を観察してくれました。

二月二〇日

セッション中、教会のご友人から電話。メモを取ろうとするものの、筆記が追いつかない、もしくは何を書いていいのか分からない様子だった。電話自体の応答は合理的。

二月二五日

机の上に「紫藤さんとどうぞ」というメモが付いたお菓子があるが、気づくことができず、お茶菓子を探すしぐさ。メモを見れば、その通り遂行することは可能だが、メモに気づくことができない。お茶菓子などのメモは、齋藤さんが習慣的に必ず探し物をする茶箪笥に置くのが良いか？

三月一〇日

茶話の際、紅茶ポットがうまく使えず、戸惑う場面。スプーンやフォークを間違えて出してしまい、だめね……と落ち込む。冗談を言って明るくやり過ごそうとするも動揺している。眼鏡がないと言って探す場面があった。一度はないと納得するものの、暫くすると眼鏡がないとまた席を立つ。そのたび、納得するまで探すのを手伝うが、その際とても不穏になる。置き忘れを少なくするために、何か工夫をすることはできないか検討中。

三月二四日

お茶の用意の際、何度も台所とダイニングを往復するが、何のために往復しているのかわからない様子でうろうろする。砂糖用のスプーンを探しに台所に行くと何を探しに来たのかわからなくなって戻ってくる。テーブルの上にある砂糖の入れ物の蓋がテーブルと同系色なので、立っている状態で見降ろすと砂糖であることに気づかず、椅子に戻る。椅子に座ると容器の中の砂糖が横から見えるので、砂糖スプーンがないことに気づきスプーンを取りに立つ。同じことを繰り返し行った。蓋を開け、砂糖が立った姿勢からでも見えるようにしておけば、台所で迷ってもダイニングに来た時、座る前に必要なものを思い出すことができる。

紫藤さんは、母の様子を観察するだけでなく、母の混乱の原因を心理学的に分析し、その対応方法について具体的なアイデアを示してくれました。紫藤さんたちの助言は、仕事に出ている娘の留守中、一人になる母の生活を支えるうえで大きな力になりました。

それにしても、紫藤さんの前でうろたえていた母は、一人のときにはどうしていたのでしょう。わからなくなって、オロオロし、すぐ疲れて努力を放り出し、ベッドに入って寝てしまったのではないかと想像されます。こういう生活が、衰えた時間の見当識をさらに低下させました。

さて、三月三〇日から三一日、母は、私の弟家族とともに犬吠埼に旅行しました。母の日記には、この旅行のことも、その後のこともまったく記載が見られませんが、この旅行は、母の人生にとって大きな変化を起こすきっかけとなりました。旅行から戻った当日、一緒に行った弟の妻の佐智子さんから妹に、旅行中の母の様子を伝える次のようなメールがありました。読みやすくするために句読点や改行を変更して引用します。

三月三一日　佐智子さん→みどり

こんばんは、おばあちゃまとの温泉旅行から無事帰ってきました。

結局みどりさんに東船橋まで送って頂いてそこから旅行開始、いつもより緊張なさっているせいか、歩行のスピードも速く、お疲れが心配な幕開け。総武線が遅れていてドキドキしましたが、千葉で特急に乗り込み、陽さんと智彦に合流し、奮発したグリーン車で（空いていたので寂しいし寒いし……）銚子まで、銚子から銚子電鉄で犬吠埼まで、そこからマイクロバスでホテルへ。

そもそも「どういう理由でどこへ何をしに行くのか」というところで混乱。何度でも同じ答えをしているとそのうちに安心はなさるのですが、それでも納得にはいたらず、この質問は結局最後まで続きました。

ホテルではお部屋が広くて素敵だったのですが、それでちょっと気後れなさったようです。お饅頭をすぐに召し上がり、私の残したものがテーブルに載っていたら二つ目に手を伸ばされたので、さっさと見えないところへ。「お腹が空いて……」と不満顔、見ないふり！　気分転換にお風呂へ。温泉なんて久しぶり、と喜んでいらっしゃいました。気をつけていらっしゃるので足元は大丈夫、籠がどこかなども私の言うことをよく聞いてくださったので難なくクリア、体を洗って、髪も洗って、ゆっくり浸かって髪を乾かして差し上げたら、気持ちが良いと喜んでくださいました。普通のときはいつもどおりのお母さまです。お風呂を出た後で麦茶を頂くコーナーでしばし動けなくなって休憩五分。麦茶にどうしてもお砂糖を入れたくなって入れてしまわれました。それで元気が出るのならよいかな、と一度はさりげなくご注意しましたがそのまま召し上がって頂きました。

お食事は本当によく召し上がりました。ただ、途中から「私が間違えてこんなに注文してしまったけど、お会計は持ち合わせが無くて……」と涙が出るシーンも。お風呂の途中から

「私が皆を誘って何度も来たことがあるこのホテルへ来た」という新たなストーリーが……ここでも同じ説明をしました。美味しかったということでめでたし、めでたし。

その後、お腹が一杯で……と休んでいらっしゃったので私がもう一度(今のうちに！)温泉に行くことにしたら、「あら、私も」とおっしゃるのでやんわりお断りしました。これが不満の元になってしまったようで、留守の間に陽さんと智彦がもう、大変。表面的には「枕が合わない」ということで、フロントに電話して低い枕を取り寄せたり、お座布団にバスタオルを巻いたり工夫しましたが、どれも×、ため息の嵐でした。みどりさんに電話したのはここです。お蔭で少し落ち着かれました。それなら、ということで少しずつ話題を変えて、また元に戻ってそもそもどうやってここまで来たか、についてメモを作り途中お薬も飲んで頂いて、就寝。

この騒ぎの最中、陽さんはマッサージを受けていて参加せずでも、最後の方で登場して話をまとめてくれました。息子の言うことは特別です。夜は四回ほど目が覚めてトイレにいらしたりしました。一回は浴衣の帯が解けてベッドの下に落ちていて、探しましたが、すぐにみつかり、ほっ！　夜中は「枕の不満」は忘れてくださったので助かりました。

朝はスッキリお目覚め。なんと「もう一度お風呂に行きたいわ」という事で、さっと入りました。積極的でしょっ。朝食も沢山召し上がり、楽しくホテルを出、銚子名物濡れせんべいをお土産に買い、帰り道に。寒い、寒い(二日目)でしたが、今回は雨もひどくて、でも歩く距離はほんの少しでしたから大丈夫。ただ、ご自分のかさをさして歩かれるのは杖もあるので無理。昨日の逆のルートで、千葉で陽さんと智彦と別れ、船橋でサンドイッチを買って家に帰り昼食。みどりさんがヒーターを予約セットしておいてくださったのに寒い、寒いですって。お風邪でなければ良いのですけど。

旅行中、智彦は、半分は「あきぼう」「二男の子どものころのニックネーム」に。目の前に出てくる度に「大きくなったわねえ、もう大学だったかしら」、「いや、今度　高校だよ」、「あら、それならお祝いしなくちゃね」。でも、昨晩、「智彦がお嫁さんをもらうのを見たいわ」という壮大な夢を語っていらしたのであと一五年は元気でいらっしゃると確信しました。

何となくぼやけた気分の中ではありましたが、瞬間瞬間では楽しく、非日常感も味わっていただけたのではないかと思います。とりあえず私たちは楽しく行って来られましたので、めでたし、めでたしです。

佐智子

佐智子さんは、私たちきょうだいと幼馴染みでもあって、小さいころから母のことをよく知っています。母に世話が必要になってからも、孫の智彦君を連れてよく遊びに来てくれていました。だから、母の日常の様子はよくわかっていたはずですが、一晩、一緒に過ごしてみると、今まで以上にさまざまな問題が起こり、それに一人で対応しなければならずに困惑したのでしょう。孫を息子と取り違え、大きくなったわね、と言ってみたり、同じことを何度も繰り返したり、刹那刹那にやりたいことは遠慮なくしてしまい、それを制止されると体の具合が悪くなる……、教科書に出てくるような認知症のおばあさんです。母の行動の描写の行間に、佐智子さんの驚きと困惑ぶりがにじんでいます。妹は、このメールに次のように返信しました。

三月三一日　みどり→佐智子さん

さっちゃん、お風呂大変だったでしょう！　一緒に入るとゆっくりしてられませんね……。私が一緒に行ってあげられなくてごめんなさい!!　お風呂に入るとよく寝られると思っているらしく夜中に私が入っていると「寝られないから後で入っても良い？」と覗きに来ます。ちょっと待っててと言っても何度も同じことを言いに来るのでゆっくりもできず……。ちょっと前までは「お風呂くらいゆっくり入らせてよ！」と怒ったりしましたが、なんだか最近弱気になっていてかわいそうなので、結局私が出てから入れて、寝かせる……というパターンが平和的解決です。おかあちゃまは旅行のことはちゃんと覚えてますよ。ゆっくりできてよかったと思います。(略)

みどり

このころ、会社員である妹の職場環境も変化し、だんだん、仕事上の責任が大きくなっていました。そうしたときに、母の介護問題が起こっていたのです。佐智子さんのメールに、旅行中、母が混乱して対応に苦労している最中、弟がマッサージを受けており、ことが収まりかけてから弟が出てくると、母がおとなしく従ったと書かれています。大変なところは見て見ぬふりをし、最後の美味しいところだけ「息子」という印籠をかざして母を納得させていたのは、私も弟も同様でした。母もまた、一所懸命世話をしてくれる娘や嫁の意見より、息子たちの言うことをよく聞きました。
佐智子さんと妹がメールをやり取りしている間、弟と私の間でも、別のメールが行き来しました。旅行の翌日、四月一日、弟から私宛にメールが来ました。旅行中の様子を見ていて、母の認知症の進行に驚いたのだと思います。弟の切迫した気分が伝わってきます。

四月一日　陽彦→正彦

おふくろさんの事、一人の生活は危険と考えます。船橋の家で生活するならば、昼間はデイケアのようなところで生活、送迎とその他の時間はヘルパーさんを頼む、ホームに入居、近くにみどりが住む、いずれかを早急に実行すべきでしょう。火事、怪我などの事故が生じる危険が高いと思いました。如何お考えですか?

あきひこ

弟は以前から日中一人になる母の生活を心配しており、明確な介護の方針を決めるべきだと言っていましたが、私は、そのたびに曖昧な返事で問題を先送りしていました。このときも、弟から施設入所の判断を迫られても、どうすればよいのか決断できず、優柔不断な返事をしたのだと思います(私の返信メールが残っていません)。そういう私の返信に対して弟から、「いつもの堂々巡りだ」というメールがありました。

四月二日　陽彦→正彦　堂々巡り

また堂々巡りのような会話になってきました。一泊の旅行を経験し、一人でいる時間は超危険と感じたわけです。すでにほとんどの社会情報に興味が無いように思いました。テレビの報道やドラマなどは理解しているのでしょうか？　専門家の目で見て自宅であれば大丈夫という判断なら従いますが、大変心配です。

また、お母さんが自分で判断することはもう無理のようにも感じます。取り急ぎ、デイケア、送迎などご手配お願いします。勝手な意見ばかり述べ、恐縮です。

くどいようですが、坂戸と都内のホーム、どちらがお母さんにとって幸せですか。

あきひこ

四月三日　正彦→陽彦　Re: 堂々巡り

一般論を言えば、お母さんの状態なら家で生活している人がたくさんいます。一緒にそばについていれば、家の中ならまだかなりいろいろなことができます。みどりもヘルパーを増やしたり、デイサービスの契約をしたりしています。僕が頼んだ家庭教師［心理学の大学院生のこと］も、週二日のうち、一日は時間を延長して昼食や散歩をしてもらうことにしました。お母さんは、明らかに家にいるときが一番落ち着いています。

施設について言えば、今の状態なら僕の家の近く、もっと進行してしまったら坂戸がいいでしょう。いずれにしても、お父さんの時もそうでしたが、みどりがここまで、一人で頑張ってきたのだから、みどりの意見を十分聞きます。僕も週末にも行くし、来週の木曜日も一緒にがんセンターに行きます。坂戸であれ、世田谷であれ、お母さんの現金だけで賄いきれるかどうか微妙なところです。成年後見の書類も準備しつつあります。近いうちに資料をそろえて相談しましょう。お母さんが今、家に一人でいることについて、怪我はともかく、火事の心配はありません(自分でやろうとしないので)。

正彦

逡巡している私をしり目に、このとき、最も具体的な行動を起こしたのは私の妻でした。妻は私の家の近所の有料老人ホームを見学し資料を集め、対象をいくつかに絞り込みました。

四月四日金曜日、私は母の家に泊まりました。そして、五日の私の日記に突然、妹に対して、母を私の家の近所のホームに入れる話をしたという記載が現れ、翌六日日曜日には、母が入所することになる老人ホームを見学したという記載があります。私の頭に残っているのは、妻が次々集めてくる老人ホームの情報を上の空で聞いていたというおぼろげな記憶だけです。結局、私が見学したのは、妻があちこち見比べてここがよさそうだといったホーム一か所だけでした。たった一回の見学の後、私は、きょうだいと相談して、入所の申し込みをし、希望する部屋が空くのを待つことにしました。今から思い返してみても、当時の私は、いまだ、どうすればよいのか決心がつかぬまま、弟にせかされ、妻が敷いたレールの上を進んでいたような気がします。事態は私の戸惑いや母の思いとは関係なく滑るように進んでいきました。

母の生活は心もとなかったので、私は木曜日の仕事を整理し、毎週水曜の夜から木曜日にかけて実家に泊まることにしました。一人きりの時間をできるだけ短くするためにヘルパーさんを増員し、デイサービスを試みましたが、デイサービスは母にとって楽しい場所ではなかったようで、体調不良を理由にすぐに行かなくなりました。週二回、母の相手をしてくれていた二人の心理士のうちの一人、紫藤さんは毎週のメモリートレーニングの後、一緒に昼食をとってくれることになりました。実際、このころ、母の日中独居はかなり危ない状態になっていました。以下は、紫藤さんが最初に食事を一緒にしてくれた四月四日のレポートです。

四月四日

訪問時は電話中。玄関の鍵がかかっておらず、電話終了後に声掛けするが反応はない。チャイムを鳴らすと反応した。玄関を開けっぱなしにしていて、玄関付近の変化に気づくことは困難。

話の中で、繰り返しや前に自分が話していたことを忘れてしまう時もあったが、こちらの問いかけによって回想を進めることができる可能性、会話は全体を通して合理的で表情も豊か。

台所に一緒に入って準備したが、電子レンジに食べ物を入れっぱなしにしてしまうことがあった。みそ汁は、ガスコンロの前まできて、鍋をかけてあることを思い出すという感じ。

何度か一緒に台所に入ってみて、実際のご様子を観察してみたいと思います。

四月九日水曜日、仕事を終えて船橋に泊まりに行った私は、母に老人ホームの話をしました。

どういう反応をされるのか心配していましたが、私の家に近いという話をすると、意外なほどあっさり賛成してくれました。しかし、その後の経過を見ると、母が本当に事態を理解して賛成したわけではないことは明白です。私も素人ではありませんから、本当は、母は何もわかっていない、ということに気がつかなかったわけではありません。しかし、このときは、母が、私の家のすぐ近くの老人ホームに入る話に、「ありがとう」と応じてくれたことは何よりの救いでした。私は、母が嫌だとは言わなかった、東京に帰れるといって喜んでくれた、ということだけをとらえて、その余のことには目をつぶりました。不安に目をつぶって話に深入りするのを避けたのは、母も同じだったかもしれません。五月一〇日、紫藤さんのレポートには、「東京に帰れるかもしれないと楽しそうに話してらっしゃいました。東京に行ったら一緒にお出かけしましょうとも。これから先はみどりには迷惑をかけられないからという話になり、東京に行くことで負担が減るといいわとも。この東京行きの件は齋藤さんにとって本当にうれしい出来事だったようです」という記述があります。もちろん、このとき、母の頭の中に、これから先の生活について正しい見通しがあったわけではありません。これは、現在に漠然とした不安を抱く認知症の患者さんが、もう知っている人は誰もいないふるさとに帰りたい、というのとまったく同じです。

老人ホームへの入所申し込みをして、私たちの日常も動き始めます。四月一二日、私は五六歳の誕生日を迎えました。その夜、たぶん、妹に促されて、母から誕生祝いの電話がありました。四月一五日には、三日遅れで、母の最後のバースデイカードが届きました。

お誕生日おめでとうございます。
みーこと二人でお兄ちゃまのことを祝い合いました。どうぞお元気でますますよい仕事にお励み下さい。心からの祈りをこめて
　　　　　　　　　　　　　　　　　　　　　　　　　　　　　　玲子

この後も、相変わらず危なっかしい日常が続いていきました。四月二六日土曜日、私は実家に母を見舞いました。

四月二六日　家に着くと玄関前の門扉に鍵がかかっている。何度かベルを押すと、下着のままの母が玄関から出てきてびっくり。慌てて制し、門の外からカギを釣り上げて中に入る。みどりは外出していて、母は寝ていた様子。しきりに体調の不良を訴える。物忘れだけでなく理解力も判断力も低下。みどりが帰るまで付き合う。一緒に庭の掃除。

下着のまま玄関に出てきた母は、下の門の前にいるのが私でなくても、そのようにしただろうと思います。私の実家の玄関から門の扉まで五、六段の階段を降りる必要があります。寝ぼけて踏み外したらどうなっていたでしょう。
五月一七日、母は八四歳の誕生日を迎えました。四月四日以降一行の記載もなかった母の日記帳に、この日だけは記載があります。それは多分、母が最後にそれと認識した誕生日でした。母は、誕生日に当たり、これからもしっかり生きていこうという祈りのような抱負を記しました。

五月一七日　今日は誕生日。我ながらあきれるほど関心がない。でもほどほどに関心を高めてつつしんで生きてゆかなくてはとしみじみ思った。今日はフリーで講座もない。気楽な一日だった。午前中は家にいてお祝いの電話を頂いた(青島、岩崎　さん方からTELいただく)。午後は谷津にミーコと出かける。普段用のズボンを一着購入。きちんと働く姿勢をつけるため。皆さんのおかげ様で、本日八四歳。

「今日はフリーで」とことさら書くまでもなく、母はずいぶん前から社会的な活動から遠ざかっていました。それでも、何人かのお友達から、誕生祝いの電話をいただき、午後は娘と近所に買い物に出かけます。家事をするための「普段用のズボン」を買って「きちんと働く姿勢」をつけたいと願ったのでしょう。母の日記の記載は二週間途絶え、月末の二日間だけ記載があります。

五月三〇日　朝から休日。み銀行休み。午前中講座に出られたが午後から外出。夜まで。私も午後は買い物(競馬場駅)などでのんきに過ごす。夜は○○《ママ》の店など「二」めぐりして夕食はひとり。ミーコは午後出たまま一〇時まで帰らず、静かな夜。雨も降りそうでまだ、一人で今日の一日を反省している。

五月三一日　(雨)　昨日からどうも身体の調子が悪い。怠け癖かもしれないけれど一向にシャントしないで降参。何だかだらだら一日過ごしてしまい、夕方になって我乍ら一体どうして一日を送ったのかと思う。夕方ミーコと料理をしたりしたのだけれど一向に元気が出ない。天気も天気なので全くやりきれない。もう夕方。あと数時間の今日を何とかしっかり送りたい。少し疲れたのかな?

三〇日の日記はほとんど母の想像上の体験です。もはや、短歌の講座に出席することも、夜間に一人で外出することもできなくなっていました。娘の帰りが遅い夜、「まだ、一人で今日の一日を反省している」と書いた母は、一体何を反省していたのでしょう。三一日、夕方になると、母はそれまで何をしていたのかをまったく思い出すことができません。「あと数時間の今日をなんとかしっかり送りたい」という切ない思いを綴りました。

私もできるだけ実家に帰って母の相手をしました。五月二四日の私の日記には、家の中では居眠りをしているか、同じようなことをしゃべっているか、何かを探してウロウロしているだけの母が、二人で庭の草取りをしたときだけ落ち着いて穏やかな表情だったという記載があります。二人並んで草取りをし、くたびれると腰を伸ばし、庭石に座って休憩します。しばらくすると、再び腰をかがめて並んで草取りを続けました。家の中にいるときのように、不安げな表情で「これでいいの?」とか、「次はどうするの?」とか聞くことはありません。ただ黙々と手を動かしていますが、なんだかとても楽しそうに見えたのです。「こういうことは黙ってできる。母の頭の中には時間がない」と私は日記に書きました。

六月に入り、申し込んでいた老人ホームから部屋が空いたという連絡が入ります。事態は、もう私の意志とも、母の思いとも無関係にどんどん進んでいきましたが、私の戸惑いは依然として消えていませんでした。私は、メールで弟と妹にホームから連絡があったことを知らせました。

六月六日　正彦→陽彦・みどり　Subject: ベネッセくらら用賀

本日、申し込んでいたご近所のベネッセくららから部屋が空いたという電話がありました。お母さんは、このころ、少し落ち着いてきているので、もう少しこのまま、という気もしますが、食物が腐りやすい時期になってきているし、この際、入居してもらった方が良いと思います。至急、お二人のご意見をお知らせ下さい。入居時期はさておき、今回の部屋に入居するかどうかだけでも、日曜日五時までに連絡しなければなりません。

正彦

間髪を入れず、弟からは話を進めようという連絡がありました。妹も、あえて反対はしませんでした。しかし、妹のメールの行間には、戸惑いが満ちていました。

六月七日　みどり→正彦・陽彦　Re: ベネッセくらら用賀

最近落ち着いているのでなんとなく気が進みませんが専門家の意見に委ねます。日曜の夕方までに返事をするならそれまでに本人にきちんと話をしにいらしていただけますか？

ヘルパーさんがたくさん来たり、デイサービスに行くのはおかあちゃまにとってストレスになっているし、「東京へ帰りたい」と熱望しているのでうまく話せば喜んでくれると思います。

ただ、私は、今は仕事が忙しく毎晩九時過ぎまで会社に居て疲労のピークでとても週末に引越しの準備をする余力がありません……普段着といってもちょっとは小奇麗なかっこうでないと恥ずかしいでしょうね。

みどり

同日夜遅く、妹からもう一通のメールが届きました。


六月七日　みどり→正彦・陽彦・佐智子　Re: ベネッセくらら用賀
見学は話をしてからのほうが良いと思い、今日話をしようかと思いましたが言い出せずにいました。

「これが限界」というほどのことをしているわけでなく、この年まで育て慈しんでくれた人を簡単に人手に委ねるのかという思いもあり……今日は、家の中のあちこちでいろんなことを思い出し涙が出てしまいます……。

そうは言っても、この落ち着いた状態が続くわけでなく、いつかは「限界」が来てしまうでしょう。

みどり

翌日、私は妹に宛ててメールを書きました。妹の戸惑いを慰めるため、というより、自分自身にこれでいいのだ、と言い聞かせるために。

六月八日　正彦→みどり　Re: Re: ベネッセくらら用賀

みどりさんには、お父さんの時も、お母さんの時もお世話になりました。本当に感謝しています。お母さんも同じ気持ちだと思います。いざとなると、動きが鈍くなるのは僕も同じです。何となく、今のままでも何とかなるような気がしてきたりもします。しかし、今回は、僕の家のすぐ近くという望んでもいなかった好条件ですし、施設も新しく、一〇人単位のユニットケアで家庭的です。入居したら、お母さんの友達には挨拶状を送りましょう。きっと、来てくれる人がいると思います。こういうことは、追いつめられてからやるとうまくいきません。余裕のあるうちに次の一手を打つということが大事です。お母さんが入居したら、今まで、みどりさんや陽彦さんにおんぶしていた分を多少、僕達が肩代わりします。クララなら近くて身体的に無理をせず、世話ができるのでうまくやれるだろうと思います。入居の準備も一度に大がかりな引っ越しをすることはなく、長い旅行程度の用意で出かけ、入居してから周囲の人や部屋の様子を見ながら陽子が用意を手伝います。陽子が月末にでも準備の手伝いに行くと言っています。

正彦

一九八八年、六四歳で夫を看取った母は、八四歳になっていましたが、年を取ったのは母だけではありませんでした。三八歳だった私は五八歳になり、弟も妹も中年に差しかかっていました。幸い、三人とも元気で働いていましたが、職場の環境も変化しつつありました。私の妻の父親も前立腺がんのために入院した病院から自宅に戻ったところで、在宅酸素を使い、訪問診療を受けていました。

六月七日、老人ホームへの入居に向けて、手続きが始まりました。二一日には、入居準備のためにホームの職員が面接に来訪しました。このときでも母が、ホーム入居の件を明確に理解できていたとは思えません。ホームに入居の意志があるかどうかを質問されれば躊躇なく、ハイと答えましたが、「ホーム入居」によって自分の生活がどう変わるのかについては認識できていませんでした。個室の中では一人ぼっちで、ホールに出れば赤の他人がたくさんいる場所での生活がイメージできていたとは考えられません。そうであっても、何もわからずに体面を取り繕っているだけであったとしても、当時の私には、とりあえず、母がホーム入居に積極的であるという体裁を整えてくれていることだけでもほっとする話でした。

入居日、七月六日の日曜はあっという間にやってきました。母は、妹の車でホームに向かい、私は直接ホームに行って出迎えました。私の日記です。

七月六日　昼食後、ベネッセくららへ。二時過ぎ、母が妹と一緒に到着。部屋が殺風景なので、家にもどり、小さな勉強机と椅子を持っていく。「東京の老人ホーム」が希望だった母は不安そうでやや不機嫌。それでもホーム長の説明を聞いてその場では納得。みどりを先に帰し、遅れて家に戻る。間もなく、母が興奮しているというTEL。慌ててホームに戻って説得。夕食後、もう一度行って話をする。慣れるまで大変そう。

施設長の説明を聞きながら、母は不安そうでしたが、自分で東京の老人ホームに入りたいと言っていたことは覚えていたのか、強い拒否はしませんでした。しかし、母をホームに残して子どもたちが自宅に帰るや、見知らぬ場に一人で置き去りにされたと思ったのか、家に帰ると大騒ぎになったのです。ホームから電話を受けて、すぐに取って返しました。自宅から数分のホームを選んでおいて助かりました。夜が心配だったので、夕食を済ませてからもう一度母の様子を見に行きました。同じ日、母も日記を書きました。日付を間違え、一か月前の六月六日の欄に次のように書き記しました。

六月［実際は七月］六日　晴れ、正彦も来ていろいろ家の準備をする。温泉や食堂のわりふり等整理。午後おやつを大勢で頂く。夜も明日の相談。

「夜も明日の相談」とあるのは、私が夕食後、話をしに行ったことを指すのだと思います。「家の準備」というのですから、自分がいる場所が老人ホームだということは認識していたのでしょう。「温泉や食堂のわりふり」というのは、日中、施設長が説明してくれた入浴のスケジュールや食堂の座席のことを言っているようです。しかし、母の納得は、その場だけのことで時が経つとすぐに状況が分からなくなりました。翌日、仕事帰りに母を見舞うと、母は自分の部屋で荷造りをしていました。しかし、この後、母は、私が心配したよりは順調にホームに適応していきつつあるように見えました。

六月［実際は七月］一〇日　洋子さん［陽子の間違い］にいろいろ助けていただいた

六月［実際は七月］一一日　相変わらずわからないわからないずくめの一日。でも大分精神的には落ち着いて食事などいただけた。但し万事不届きなのでなかなか困難。もう一歩などと思って努力している。M来訪に感謝。私自身どうしてよいのか万事わからずじまい

同日、私の日記です。

七月一一日　八時半過ぎ、くららに行って母と会う。日を追って適応しつつある。今日は自室でサービスを受けながら冗談を言って笑っていた。週末、みどりに源氏物語を届けてもらい、少しずつ読むことにした。

ホームは、私が仕事のために使う駅と、自宅との間にあり、仕事の帰りにはあまり遅くならない限り母に会って家に帰ることにしていたのですが、訪ねていっても、私の顔を見ると、しきりに不安や不調を訴えるばかりで、話ができません。そこで、母の退屈を慰めるために、源氏物語を一緒に読むことにし、実家においてきた岩波書店の「日本古典文学大系」の中から、『源氏物語』全五巻を持ってきてもらうことにしました。もっとも、これは母のためというより、二人き

りの時間を持て余す私自身のためでもありました。しかし、この話は計画倒れで、まもなく中止されました。母は、もはや源氏物語を読み聞かせても、「あ、そうお」とぼんやり言うだけで、それ以上の反応を示さなかったからです。
飛び飛びの日記には、周囲の状況を理解できない母の不安が溢れています。

七月一八日　どうやら新しいマンションの住民になったが未だ挨拶にも出ていない。うちの中に閉じこもって一日を過ごした。道具も全くそろっていないしどうにもならないのだが、誰に教わるものか。お金も品物も用意してこなかったので困り果てている。見晴らしはよいしけっこうな住まいだと思うがともかく慣れなければと努力開始。
七月一九日　漸く住居にも慣れてきた……とは云うものの外出したり買い物に出たりというとはまだわずかでいつまで小さくなっているのかと自らを省みる。なんとも早く時がたって何もしないうちに一日がすぎてしまう。「もう少し有効に送れれば」と勿体ない日々ではある。今が早いので緊張しなければならないと思っている。
七月二六日　みーこ来訪。いろいろ整理してもらう。机の中やその他、今のところどうにもならないので困っている。一緒に暮らしていた頃が懐かしい。
七月二九日　陽彦、佐智子、陽子それぞれの霊名　花屋で花を購う
七月三〇日　正彦の住居訪問。夜は正彦に送ってもらう　陽子さんに
七月三一日　マンションの内部見学　mと共に

母は、確かに、少しずつ、ホームでの生活に慣れてきていましたが、そこがどこであるのか、なぜ、そこにいるのかといったことについての認識は日々揺れていました。八月三日、母の部屋に電話を引き、間違い電話をかけないように、一番は私の携帯電話、二番は妹の携帯電話にかかるようセットをして、電話機の前の壁にメモを貼り付けました。このころの母は、口で説明してわかったと言っても、実際にやらせてみるとできないことが多かったので、その場で電話をかける練習をしてもらいました。母も、そのことは覚えていたようで、「八月三日　みどり来訪　いろいろ整理してもらう。電話新設」と記載しています。

このころ、私は、母がメモをするためのノートを母の部屋に置きました。前後の記載から八月上旬の記載だと思われるページに、次のようなメモがあります。

「世田谷区桜新町」「老人ホームに常住する」

「常住する」というのは奇妙な言葉です。たぶん、自分がどこにいるのかわからず、職員に住所を聞いて書き留めたのでしょう。私たちは、何度も繰り返し、ここはどこなのか、お金も払わないで食事をしていいのか、と同じ質問をされて辟易していました。お母さんは老人ホームにいて、お金は払ってあるのだから、心配しなくていいという説明をしながら、私はイライラを隠せませんでした。母は母なりに、忘れてしまわないように「老人ホームに常住する」と書いたのだと思います。この文の下には波線が二本、直線が一本ひかれています。私のいらだった叱声にび

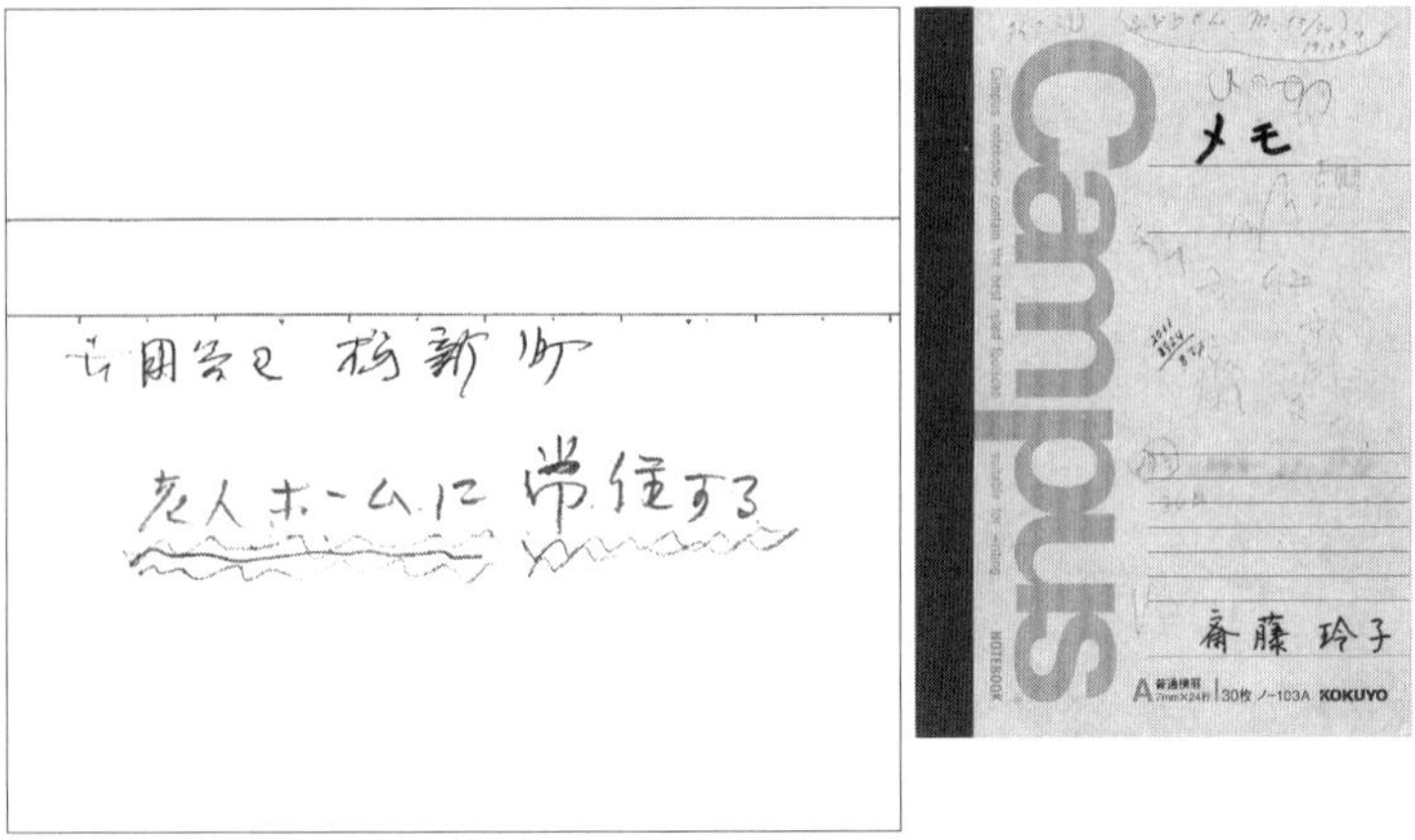

「メモ」ノート．「世田谷区桜新町」「老人ホームに常住する」

くびくし、忘れないように自分の記憶に叩き込もうとしていたのでしょうか。ホームに入居した後、母の日記は、必ずしも日記帳に記載されず、メモ帳に書かれている日もあります。

八月一一日　紫藤さん

八月一二日　ミーコ来訪、箱根の寄木の標札をおみやげ、半日共に、うれしい　天気よく、静かな日だった

八月一五日［メモ帳］　MにTEL、不足品などそろえたいので協力を頼む　○《ママ》ではないようその他次第に解説してくれる

八月一六日　午前正彦くんお菓子（つるや）を持ってきてくださる。午後、ミーコの予定

八月一九日［メモ帳］　午前中何ということもなく過ごす。○○《ママ》もラジオもないくらしなので手がつかない。午後校庭の花壇の花を見る。道端の低い植木の並木通り、気持ちの良い敷石の歩道

が気持ちよくて私の好きな通りになった。広い道路を自動車が走るがその割に静かで整然としていて気持ちよい。余り遠くまでゆかない(暑いので)けれど靴を変えて歩いて出ると何となく嬉しい。どんどん出かけられるようになると良いと思う。漸く日記を書く気になった。早く心を落ち着けなくてはと思い、努力している。いろいろ時間表を立てたり考えたり、これからの進み方工夫してみる。夜は、皆早寝でシーンとしている。これに慣れてゆくのは大仕事と思うが冬でなくてよかった。

八月二〇日　早寝して覚めたら一八時、今日はゆっくり過ごせた。舎屋のなかを上下して散歩したり……戸外には出られなかったけれど運動は十分にできたかと思う。今、みんな休んで静か。廊下の明かりばかりが光っている。さみしいといえばさみしいがこれも賜だろうと思って心に受け止める。

落ち着いてきたとは言いながら、老人ホームを学校の寮と思っていたような記述があります。八月一八日、紫藤さんが訪問し、母と一緒に近所を散策してくれたので、八月一九日の記載は、実際は一八日に書かれたのかもしれません。八月二〇日、「早寝して覚めたら一八時」というのも、時間を間違えたのだろうと思いますが、夜中に目覚め、廊下を歩いたというのは事実だったのでしょう。「これも賜だろうと思って心に受け止める」という言葉が、私には、切なく響きます。

この後、九月中は日記帳の記載が一切なく、以下は「メモ」と表書きされた小さなノートに母自身が書き込んだ記録です。

九月二日　10：39、一眠りの後目覚めて閉口している。みーこにTELをして暫く話す。クッキーをつまむ。マンションの廊下を歩く。少し眠くなった。小型テレビがほしい

九月六日　明日のことを考えると辻褄が合わなくなって心細い。神様助けて下さい!!　秋ものの洋服を出したいのだが船橋にゆかれない。一日一日呆けが進んでゆくようで恐ろしくて仕方がない。明日は教会にもゆけないし船橋へ洋服をとりに帰りたいのだがそれができるかどうか。衣替えの時なので困って了う。

九月七日　みニコライ堂にパニヒダ、R、在世田谷

日付不明　化粧石鹼、糸、はり、はさみ、洗濯石鹼、スカート、ブラウス、毛布、砂糖、塩、胡椒、味噌(調味料、油)、焼き網、鍋、薬缶、焼き網、フライパン、皿、急須、箸、スプーン、ナイフ、フォーク、包丁

九月九日　パジャマ、パンツ、下ばき、スリッパ、タオル、タオルかけ、タオルケット(夜中)

生活用品、台所用品が列記されているのは、一人でいるとき、老人ホームでケアを受けている、という事態が認識できなくなって、室内を見回して、必要なものを書きだしたのだろうと思います。日記帳とは違い、メモは私たちと母との連絡ノートでもあったので、私は、母を訪ねるたび、メモ帳の書き込みに目を通していました。九月六日のメモ、「明日のことを考えると辻褄が合わ

なくなって心細い。神様助けて下さい!!」「一日一日呆けが進んでゆくようで恐ろしくて仕方がない」を見つけたときはさすがに、こたえました。

一〇月になると、再び、母は日記帳に書き込むようになりました。多くの日は、文章というより、単語、単文ですが、それでも母の気持ちは伝わってきます。

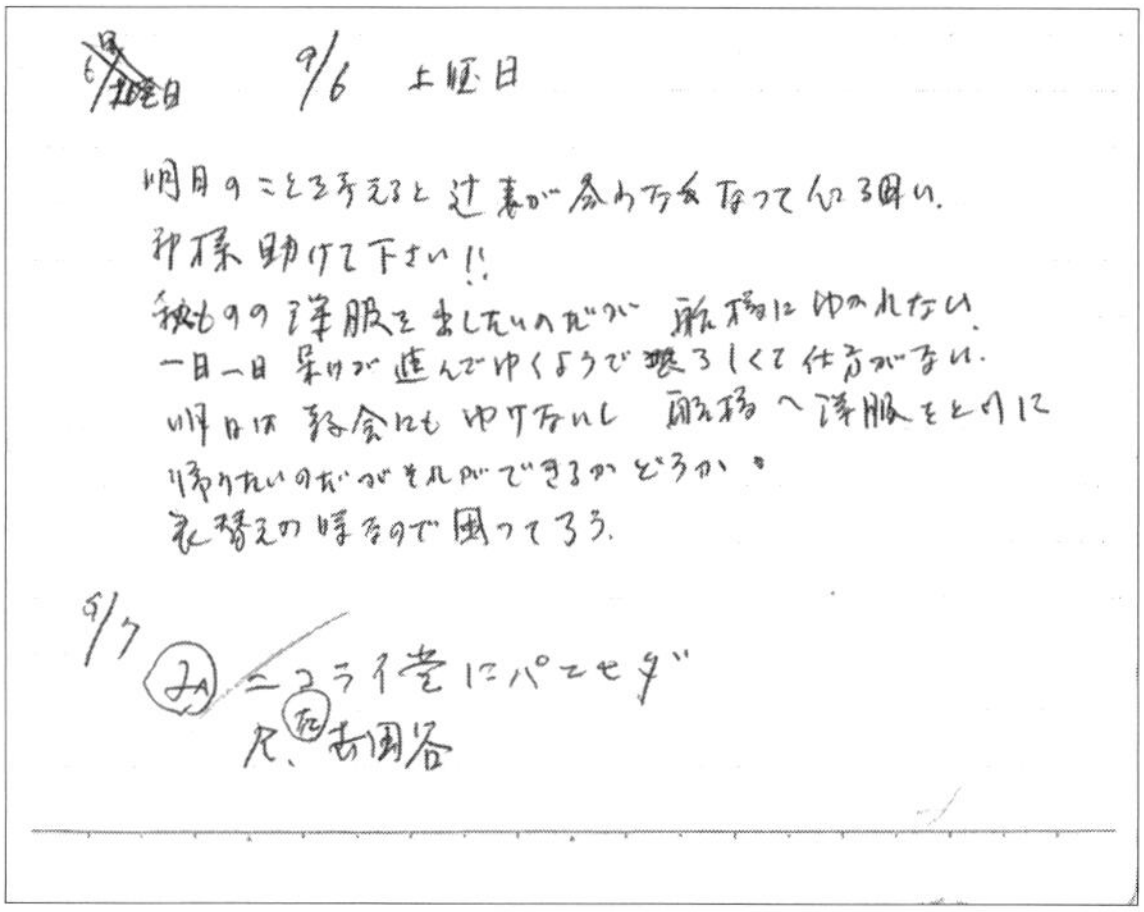
9/6 土曜日

明日のことを考えると 過去が分からなくなってくる思い.
神様助けて下さい!!
秋ものの洋服を出したいのだが 船橋にゆかれない.
一日一日呆けが進んでゆくようで恐ろしくて仕方がない.
明日は教会にもゆけないし 船橋へ洋服をとりに
帰りたいのだがそれができるかどうか。
衣替えの時なので困ってゐる.

9/7
ニコライ堂に

「神様助けて下さい!!」

一〇月六日　寂しい　TELみ
一〇月一〇日　体操?
一〇月一一日　午後二時ごろみーこ来る　船橋一泊、教会
◎一一日土曜日み二時迎え、船橋へ一日泊まり
財布　現在二〇八六円、m　TEL　現在のこと承知の由、安心する
一〇月一二日　AへTEL　トモと東京めぐり
一〇月一三日　紫藤さん休み
一〇月一四日　手紙出す。なんでも(すむと)忘れてしまう。全くケンボウショウ(　忘症)に

なったみたいで情けない　夕食、ミーコ司会　会の○回《ママ》す
一〇月一七日　病院　一日がかり
一〇月一八日　み　まが来た。みと散歩
一〇月二〇日　10：30記憶のリハビリ　紫藤
一〇月二一日　m一四時TEL　女子大の会の準備
一〇月二三日　A来訪　みにTEL　毎日の内容が不明　昼間は電話を頂き、クラス会の件で話す。記憶が頼りないので情けない。
一〇月二四日　M来訪（夜）
一〇月二七日　東女のクラス会にミーコに付き添ってもらって出席［欄外に付き添うの漢字を確認した跡］
一〇月［日付不明］　久しぶりに夜中に目覚めた。眠いのに眠れない。癖にならないように何とか用心しなければ……。夜中に起きていると静かでゆったりするけれど、明日の活動に響くので用心しなくては……欠伸が出てきたのでこれでおしまいにしなくてはならない
一一月五日　午後、早（晩）食で、テラスで夕食がおいしかった。夜早寝するのでTELかけられないし、かかっても来ないで寂しい。今週は？『まひる野』、休詠では寂しい

一〇月二〇日、「記憶のリハビリ　紫藤」と書かれた日の紫藤さんのレポートは、訪問時の母の様子を伝えています。

一〇月二〇日

齋藤先生、みどりさん

お外に出たいとのことでしたので、中庭に出て、日向ぼっこをしました。その際、「もうだめね」「何がなんだかわからないの」「知らない間に言われたことに、はいはいっていうだけなのよ」などと、独り言のようにおっしゃっていました。その後は何事も無いようにお話しになるのですが……中庭では、話が途切れると、「ここはどこかしら？　どうやってきたの？」と不安そうにお話しになる場面がありました。ふと考えて「ここの二階に住んでいるのだったかしら？」と自分で思い起こされました。場所の見当は概ねついているようでした。

ご友人と話していても、話のテンポについていけず(話にわって入らない性格もあると思いますが)、黙っているうちに何をしているのか、何を話しているのかわからず、まごまごしてしまうことがあるそうです。

少しの沈黙やふと注意が逸れてしまったあとは、状況や自分が何をしているのかを把握できず、不安になってしまうようでした。

私には、不安な様子を見せまいと気丈に振る舞ってくださいますが、やはり不安そうな顔をなさっているときに「今何をしている最中なのか」伝えたり、さりげなく話の要点を繰り返すとほっとする様子がありました。

何か心配なことは？　と尋ねても上手く伝えられない現状、一方でどうしようもない思い

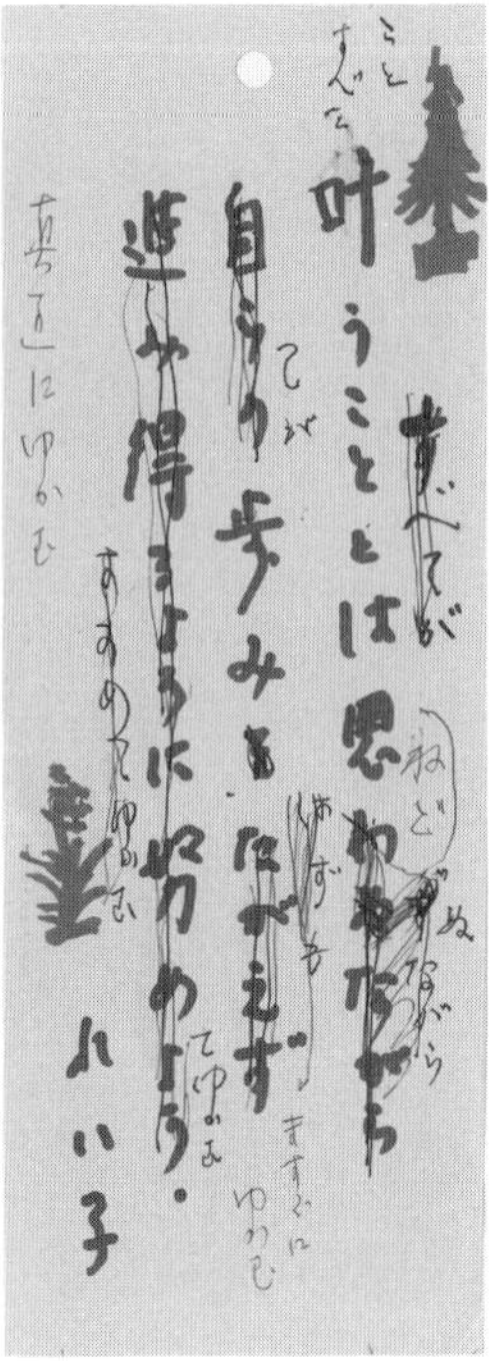

クリスマスツリーの短冊

があるようです。あえてそのことについて訊くことはしませんが、ぽろっとお話しになったときにその場にいて不安が少しでも和らげばと思っています。紫藤

一二月一四日、父の二〇回目の命日に母は自宅に外泊し、私たちも実家に集まり久しぶりにみんなで食卓を囲みました。ところが、みんなの話が盛り上がるほど、話についてこられない母の表情はさえなくなり、うとうとし始めます。夕方、私の車でホームまで送りました。ホーム近くの花屋が見えたとき、母は、いかにも嬉しそうに、「あーあ、やっと着いた。その角を曲がったところよね」と言いました。私は前の晩から頑張ってくれた妹に聞かれなくてよかったと思いました。

母のノートに油性ペンで書かれた緑色の短冊がはさまっていました。クリスマスツリーと思しき絵が描いてあるので、たぶん、ホームのクリスマスツリーにつけたものだと思われます。短冊には、母の字で、何度も推敲を重ねた跡とともに、次のような歌が書かれていました。

　　ことすべて叶うこととは思わねど己が歩みをますぐにゆかむ

第四期

八五〜八七歳
――それからの母のこと

八五歳(二〇〇九年)「TELかけすぎて叱られる」

この年からは、日記帳がありません。メモ帳に母が記録した日記は全部で一〇日分、一月から三月までで、その後、日付を付した日記風の記載はありません。

いつものように元日は家で過ごしましたが、あまり楽しそうには見えませんでした。みんなで新年の食卓を囲んでも、母はみんなの話についていけず、食事中、次第に黙り込み、やがて、気分が悪いといって寝てしまいました。二日は、毎年、妹が初釜に出かけるので、母を一人で留守番させるわけにもいかずにホームに戻っていました。外泊の後は、ホームの生活に馴染むのに数日を要し、不安になった母は、私と妹に繰り返し、電話をかけてきました。このころのメモです。

一月三日　みどり来週船橋お集まり?　夕方五回も　み　にTELした由。?

一月五?日　TELかけすぎて叱られる［記載に赤鉛筆でアンダーライン］

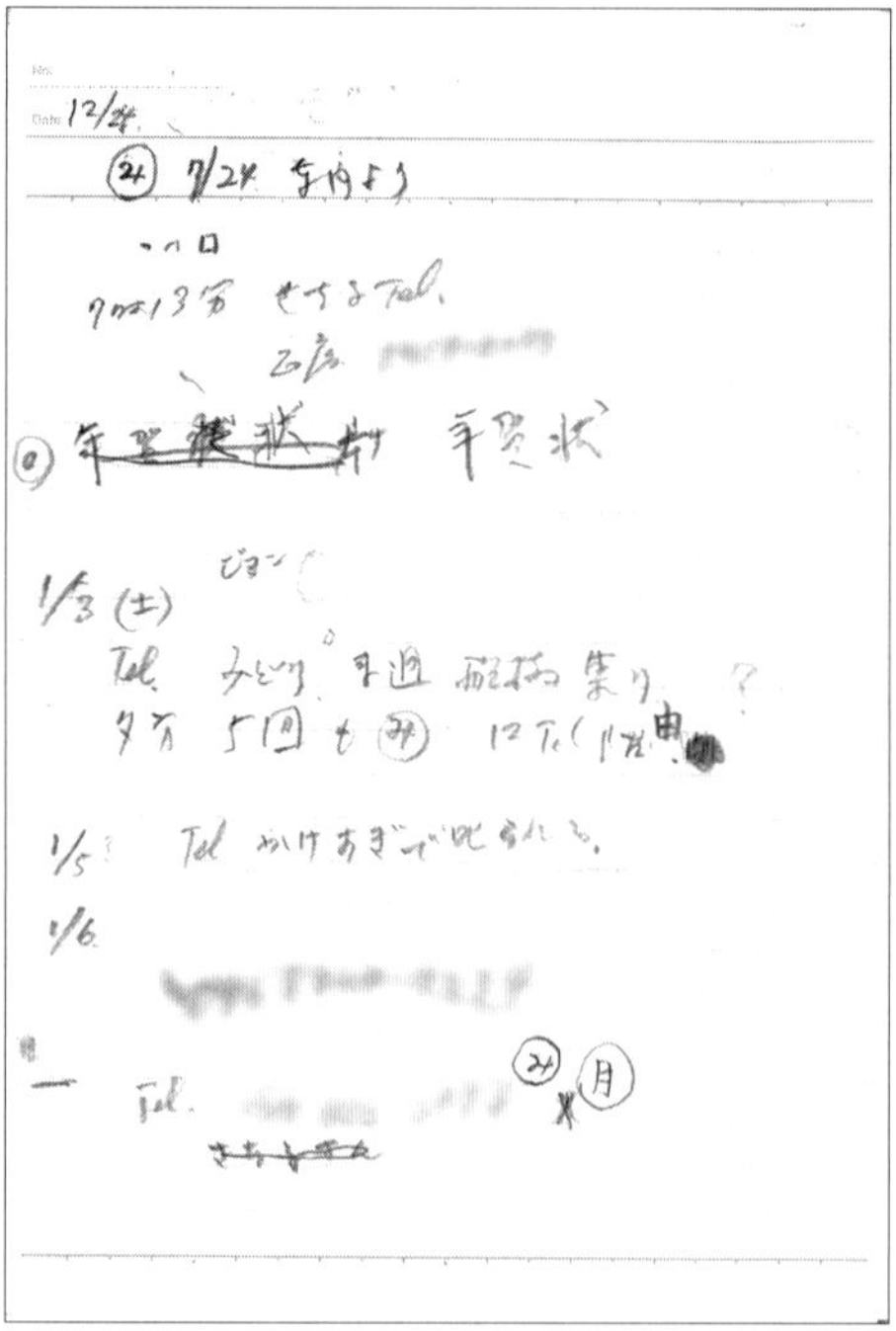

「1/5?　TEL かけすぎて叱られる」

本人は、電話をしたことを覚えていないので、何度も電話をしているという意識はないのですが、電話を受ける方の私たちは、「今、電話を切ったばかりでしょ！」という思いがついつい言葉のきつさになって表れます。五日の「叱られた」は、私のことです。休み明けの職場に、時間を構わず何回もかかってくる電話に、ついつい口調が強くなったのです。私の強い口調におびえながら、電話したことを忘れないようにしよう、叱られないようにしようと赤いアンダーラインを引いたのでしょうか。このころのノートには、夜、自室に戻ったときのわびしさがしばしば記載されています。

一月六日　午後8：18　夕刻から眠ってしまったのでとんでもない時に目が覚めた。でもまだ眠いので又目をつむるつもり……　日中は目覚めていろいろテレビを見た。少々歩いてみた

がまだウワノソラ。これから又一眠りしようと思っている。兎も角、暗く静かなアパートに一人でいるのは少々きついがしかたない

二月一(?)日　ノートをパラパラもてあそんでさて何が書けるかしら。机上にはかわいい赤ちゃん(人形)のべべが押してある額が立ててある。赤ちゃんは顔がないのでちょっと寂しい。お草履もあるのに……　今日は早寝して……　と思ったが未だ七時一〇分前、これでは夜中にかなわない……　いくらゆっくり眠りたいといっても度が過ぎる……　夜、電話すべき友達がないので困る。これが反対だったら夜中のTELは迷惑千万というわけか……　ちりめんを押した額の長袖着物が可愛らしい。私ももう一息、文学的情緒的ならよいのに何かいざとなると実際[ここから欄外に線を引き、その先に実衡的、実衡、という漢字を確認した跡]的な人になってしまうので残念だ。今夜も後、努めて眠りに入るようガンバリマショー　19：03……

二月一一日　あまり頭が乾いて書くことも詠むこともできない現状。みーこも仕事で忙しいので邪魔にならないように……　学校の友達もそうそうTELできないし。私の日常がついてゆけない。少しは情緒豊かに暮らしたいものだが……　古い原稿などひっくり返しては読んでみる……?

二月一五?一六日　夜、早寝していたらみーこからTELあり。嬉しい。誰とも話せない夜中(?・7・22)にみーことTELしてとてもうれしかった

娘からの電話を、「早寝していたらみーこからTELあり。嬉しい。誰とも話せない夜中(略)

にみーことＴＥＬしてとてもうれしかった」と（多分、電話を切った直後、忘れないうちに）書き綴る様子が瞼に浮かびます。

母の認知機能低下は進行し、時間の見当識が乱れ、新しいことが記憶できず、覚えていたはずの昔の記憶も混乱していました。母は、その日の出来事を記録しようとするたび、自分の記憶の空白に気づき、困惑します。

二月一四日　昨日はお墓参りをあらまし済ませた［前日、妹と一緒に墓参］

二月一六?日　残りのお墓参り　坪井の方と同道（?）　何でも忘れてしまうので心細い。今日、詣ったところも……　とも角責任は一応果たしたつもりで夕食もホッとして寮で頂く。夜、例のようにテレビで照会してみる。古い坪井のほうにも足を伸ばしたのかしら？　少々足跡があやしいが買い物などに行ったあとは思い出せてよかった。夜はかなり疲れて早寝。日記帳をしっかり書かねばと今更痛感した。一日づつの経過もきちんと記入すること。このところいろいろだれて困る。しっかりと記述すること

二月二一日　テレビの放送に援けられている。いろいろ当たってみる。そんな散策の仕方は珍しいのだが（私には）いろいろ当たって積極的に勉《ママ》めてゆかなくてはいけないと思っている。今日午後はみーこも一緒でいろいろマークした。テレビの放送（?）など当たった。でも済んでしまったことはすぐ忘れてしまうのでまとまった形が残らない。私は一体どこへ行ったのかしら？　という感じ。夜は、この細長い部屋に缶詰だが、却ってその方が落ち着く。早く

自立したいと努力している。みどりとここにいる。明後日(二一日)出発

坪井という土地に、祖父の本家がありました。祖父はこの土地の大きな農家の次男でした。医師となり、分家して坪井を離れた後も終戦後の農地解放まで、相続した農地をもっており、わが家の墓所も本家の地所内の、丘の上にありました。私たちが子どものころ、春秋のお彼岸、夏のお盆に、家から車で小一時間の坪井の本家を訪ね、墓参りをするのはわが家の年中行事でした。母は、かろうじて「墓参りをした」、という事実を記憶していましたがディテールを思い出せません。お墓参りに行ったような気がする？　じゃあ、坪井の方とご一緒だったのかしら？　と考えたのだと思います。祖父が亡くなり、父が家の近くの霊苑に墓を移してからすでに四〇年以上が経過していたのにもかかわらず。「今日、詣ったところも……」と書く母は、詣でた墓が記憶の中にある木立に囲まれた坪井の墓とは違う印象だったことに戸惑っていたのかもしれません。

一六日、二一日の日記にある、「テレビで照会してみる」「テレビの放送に援けられている」「テレビの放送(?)など当たった」というのはどういう意味だかわかりません。そして、二〇〇九年三月七日、母は最後の日記をノートに記しました。

三月七日　一日中家ごもり　手記をまとめたりみどりと話したり、あとみーこの方へ日記を加えなければならないのでいろいろ相談する　夕方、又、日記を調べる(?)

日付を記した最後のメモがある二〇〇九年三月七日は土曜日でした。上記の記載の下に、「土曜、㋯?」と書かれているので、たぶん、妹と一緒に、家に泊まったのだと思います。この年、すでに母は、日記帳を持っていなかったので、「日記に加える」「日記を調べる」というのは、母の頭にあった昔の記憶、習慣、願望が綯い交ぜになった仮想空間での話なのでしょう。

この時期になると、母とのコミュニケーションは私たち家族にとっても戸惑うことばかりでした。私の妹と、義妹の佐智子さんとの間に、次のようなメールが行き来しました。

一月二〇日　佐智子さん→みどり　Subject: 今日のお母さま

こんばんは。今日は紫藤さんの日だったので夕方を目指してクララを訪問しました。

ちょうどお昼寝からお目覚めのところ。紫藤さんのことがカレンダーに書いてあったことから、今日の「困ったわ」は始まりました。最初は寝ていてすっぽかしてしまった、ということです。これはスタッフの方からの証言でちゃんとおしゃべりして、紫藤さんは「ありがとうございました」とお帰りになったと言っていただいて解決。

次は、そのことを覚えていなかったことがショックで、「こんなことでお月謝をいただいて日本語を教えていられない」「もう仕事をやめなくてはならない」と。

落ち着いてきてからは、「お茶とお菓子をお出ししたか」「頭が呆けてしまったかもしれない」。住所録が見つからなくて、（若い連中が持っていってしまった?）、紫藤さんに連絡が取れないことが問題に。「私から正彦お兄様に連絡をして紫藤さんに聞いていただきます」

ということで、フ、こうしてメールを書いていています。一応……
私の「大丈夫ですよ」も、段々と力なくなってくるのを感じました。どうしてこんなに無力なんでしょう。
寒くなりました。風邪の方も多いようです。お大事に
佐智子

一月二〇日　みどり→佐智子さん　Re: 今日のお母様

こんばんは。私は母娘だから忙しいと電源を切ったり、ナンバーディスプレイを見て居留守を使ったり、あきらかに「うるさいなあ」という口調でしゃべったりということが平気でできます。さっちゃんはやはり「嫁」の立場でそうも行かずいつも丁寧な応対をしようとしてくれるから大変なのよね……あまり気にしないで適当に接してくださいね。

今日は夜8：10ごろ電話したら元気な声で出て「今ね、良い子にして神の慈しみのお祈りっていう本を読んでるの。今日はメソメソしてたんだけど、これじゃいけないって思ったの」と。後は普通に話をして電話を切りました。

突然、元に戻るなんて奇跡は起きないのかな……

みどり

この年も、紫藤さんは毎週、老人ホームに母を訪ね、一時間あまりをともに過ごしてくれました。母が穏やかな時を過ごすための貴重な時間でした。同時に、紫藤さんの神経心理学的観察と、対処の方法に関する適切なアドバイスは、私たち家族にとっても大きな力になりました。紫藤さ

んからのレポートです。

一月一三日

セッション中、お茶を頼もうと思ったのか、一度お部屋を出たことがありました。しばらくしても帰ってこないため、様子を見に行くとエレベーター前で、不安そうに立ちすくんでいらっしゃいました。何をしに部屋を出たのか忘れてしまったようでした。

声かけすると、「生徒さんがきているから……」と。部屋に戻るように促すと、「生徒さん(私のこと?)がいるからお部屋に入らなくていいわよ」と。先ほどまで会っていた私の顔の認識も難しいようでした。部屋にはいると、「あら、生徒さんは?　あれ?　あなたしかいなかったっけ?」と混乱した様子がありました。

母は、紫藤さんにお茶を出そうと部屋を出た途端、何をしに来たのかを忘れましたが、若い人と約束があるということはぼんやり記憶していて、エレベーターの前でその人を待ったのでしょう。誰を待っているのか思い出せない母は、その空白を昔の記憶で埋めます。そして、私を訪ねてくる若い人は、日本語を教えていた留学生だろうと思い込み、待っている間にそれは仮想記憶とでも呼ぶべき母の記憶になります。そうなると、迎えに来た日本人の紫藤さんが、待ち人であるはずはありません。紫藤さんの声かけに母は混乱します。

この年前半の紫藤さんのレポートに、「語義も少しずつ曖昧になっているかもしれません。改めて、最近のセッションを振り返ってみると、言葉の字面どおりに話をしていることが多くなったようにも思います」という記載があります。母は一つひとつの言葉の意味はわかっていて、わからなければ辞書を引くという習慣は維持されていました。しかし、言葉の意味は、それが使われる文脈によって変化します。言葉の直接的な意味だけでかわされるコミュニケーションは柔らかい情感を失い、聞きようによってはとても失礼に聞こえることもあります。同時に母の言葉の理解が表面的なものになれば、私たちが母にかける言葉にも注意が必要です。はっきり言わずに微妙な言い回しをしていては話が通じなくなります。かといって、直截的な言葉をぶつければ、母は「叱られた」と感じます。

同じころの紫藤さんのレポートには、認知機能の統制だけではなく、自分の行動を律する能力も低下しているという指摘もあります。

一月二八日

最近のご様子から気づいた点としては、はがきを折る、はがきに穴をあけるなど、今までであれば行わなかったような行動が目立ってきたように思います。やりたいこと(今回は、切符がはがき半分くらいの大きさだったということを私に示したかった)のために、いろいろな状況をふまえて判断して行動する力や、行動を抑制する力が低下しているように思います。今後、思いついたことをコントロールすることが難しく、浅慮な行動パターンが増えてくると思われます。

このころ、母のなくし物探しも難題になっていました。紫藤さんは杖、メガネ、財布、お金など母のなくし物の定番が、ほぼ同じ場所から見つかることに気づき、「置き忘れについては、大体場所が決まっているようでしたので、見当をつけたところまで一緒に、お話ししながらお連れして、安心していただいています」とアドバイスしてくれました。紫藤さんの冷静な観察と、的確な対応法の指示は、私たち家族に、対応のコツを教えてくれただけではなく、思いがけない母の怒りや混乱に直面したとき、私たちが自分の心を静めるために大きな力になってくれました。

母はもはや、自ら日記に記す能力は失っていましたが、この時期になっても、自分の能力の低下については深刻に不安を抱いていました。ただし、以前のように「認知症になったのではないか」という不安ではなく、周囲の状況を理解できない、自分がどこで何をしているのかがわからないということから生じる、もっと生理的な恐怖に近いものでした。紫藤さんのレポートには、そうした母の様子を伝える記録もたくさんあります。

三月一三日

誰かと話や作業をしている最中でも、「何をしているのか？」と、混乱する様子があるようです。相手がいるときは、何を話していましたっけ？　などと聞いて確認することができるので、不穏になることはありませんが、「数時間前何をしていたのか」相手に聞いてもわからないこと（確認できないこと）があると、とても不穏になります。

最近は、不安になったり、考えるのがいやなので寝ていることが多いそうです。できるだけ部屋にこもらないよう働きかけられればよいのですが……

七月一四日

訪問時は、横になっていらっしゃいました。起き抜けには、「こまっちゃったのよ……」「最近頭がだめになっちゃって……」とお話しになっていました。
「四月から七月くらいのことが頭の中でぐちゃぐちゃしてなにがなんだかわからないのかしら?」「もう何でも忘れちゃうのよ」「書いとかないと……ああでも書いたのをどこにやったの……」と今の心境をお話しになっていました。困惑した表情でお話しになっていたので、思わず私も深刻な表情をしてしまっていたのでしょう、「そんな深刻な顔をしないで。笑い飛ばしてよ!」と逆に言われてしまいました。

九月一六日

隣に話を聞いてくれて不安に思ったことをすぐ答えてくださる方がいないと落ち着きがなくなってしまうのではないか? と活動参加のご様子を見て感じました。その様子から、隣にスタッフがいない大集団のグループ活動では、落ちつきがなくなってお部屋に帰ったり、スタッフやまわりの方に不安を訴えるといったことがおこっているのかもしれないなと思いました。

記憶の断片が残っているのに、詳細が空白で不安、一人でいると、自分がどこにいるのか、どうしてここにいるのかわからなくなって不安、みんなと一緒にいれば、何をしているのか、自分はどう振る舞えばよいのかわからなくなって不安、この時期、母は、紫藤さんのような方が一対一で相手をしてくれていない限り、いつでも、身の置き所のない不安の中にいました。母はときどき、それまでにはなかった怒りを私や紫藤さんに向けるようになりました。一一月一八日の紫藤さんのレポートには次のような記載があります。

一一月一八日

今回は、「いつまでいればいいのか?」「今後どのような予定があるのか?」「誰が家に訪ねてくるのか」「家にはいつ帰れるのか」ということを、終始気にかけている様子でお茶菓子を食べてもいつものように、にこやかにお話しになるということはありませんでした。食べているときも心ここにあらずといった面持ちでした。特に、「いつまでいればいいのか?」「今後どのような予定があるのか?」ということを私に尋ねているときは、今までにないほどに鬼気迫る様子、不安でたまらないという様子で困惑していました。

そのため、今回は、回想を重点におくのではなく、今不安に思っていることやどうしたいのかということを話していただき、穏やかな気持ちになっていただくことを目標にお話を進めていきました。話していくうちに

・今、家にいても、みどりは朝早くに出かけて、夜遅くにかえってくるから、大変なだけよね
・みんなお見舞いにきてくれるし、ここにいる人は良くしてくれるから

などと、今の生活にホジティブなお話をするようになり落ち着いた様子でした。

紫藤さんは、母の不安に文字どおり寄り添ってくれました。今読み返してみても、感謝以外に言葉がありません。

こうした状況ではありましたが、女子大時代の同級生と続けていた勉強会には、二回、参加しました。勉強会といってももはや母に何かができたわけではありませんが、同級生から私の妹にメールでご案内をいただき、妹が付き添って参加を果たしました。お仲間の皆様にはご迷惑なことだったと思いますが、たぶん、母は、一瞬、昔に戻って楽しい気分を味わったのではないかと思います。もちろん、それは、妹がずっと隣に座っていたからでもありますが。一二月に参加したときの妹から、紫藤さんへの報告メールです。

一二月一五日

いつもありがとうございます。

日曜日は穏やかだったようですね。

土曜日は「葦の会」で女子大のお友達のお宅へ伺いました。今は「雨月物語」を読んでい

ます。ひとりずつ原文と口語訳文を読むのですが、「今日は誰からかしら?」という声に、母が「じゃあ、私読みましょうか?」と突然言い出し、大丈夫かな?と思いましたが、声を出して一節、無事に読み終えました。声に出して読むのは良いですね。

相変わらず「家」というと麻布の家の話になってしまいます。阿部さん(母が子どものころに住んでいた家の隣人)の話も何度も聞いている(紫藤さんもね!)ので、まるで知り合いのような気がします。でも、「お隣の阿部さんは、今、どうしてるの?」と聞かれると困っちゃいますね……

お休みの日にいつも訪問して下さってありがとうございます。都合の悪いときはパスしてかまいませんので、無理しないよう。今週は真冬なみの寒さとか……暖かくして過ごしましょう。

妹や紫藤さんの活躍に比べて、精神科医であり、長男である私の態度は、少しも母の支えにはなりませんでした。

一〇月二三日　クララに母を見舞う。家族に捨てられたと思っている様子。散々愚痴を言った挙句に、自分が犠牲になるから、みんな自由にやってくれればうれしいというようなことを言う。やれやれ。

八六〜八七歳(二〇一〇〜一一年)「長い間、ありがとうございました」

二〇〇九年三月七日を最後に、母は、自分の行動や思いを自分で綴ることはありませんでした。二〇一一年五月二一日、私が院長をしていた埼玉県和光市の病院で息を引き取るまでのおよそ二年間、母が何を考え、何を感じたかは、当時の記録から推測するだけです。

八六歳(二〇一〇年)「苦しいって言ってるじゃないの!!」

老人ホームで衣食住の世話を受けていましたから、生活全般について具体的な心配はありませんでした。一方、紫藤さんのレポートには、母が、「どうしていいかわからない」「最近ヘロヘロして、頭がおかしくなっちゃって……　すぐに忘れてしまうし……」「ここはどこかしら？　ここにいてもいいのかしら？」といった不安を訴え続けていたということが記録されています。

かつては、自分の不安を日記に記述することで客観視し、感情を和らげようとしていた母が、日記を書く能力を失うのと同時に、そうした不安を自分でコントロールすることができなくなり、さらに不安を内に留める自制がきかなくなって、紫藤さんや私たちに向かって訴えていたのだと思います。ああしてくれ、こうしてくれという具体的な要求なら、多少、無理でもかなえる方法を考えたかもしれませんが、母が抱えていた不安は、そういうものではありませんでした。自宅で、日中独りで過ごす時間の不安は、老人ホームに入った後も、解消されることはなく、認知機能の低下によってさらに深まっていきました。

文字で自分の思いを記録できなくなった最後の二年間をそれ以前と比べると、切羽詰まった様子で身体の「苦しさ」を訴えることが多くなったことに気づきます。それでも、二〇一〇年の秋ごろまでは、紫藤さんが上手に注意の方向を変えてくれると、以前のように穏やかな表情を見せていました。特に、季節のお菓子を用意し、お茶を入れるとすっかり機嫌を直していました。

母は子ども時代を過ごした麻布の家と結婚後長く暮らした船橋の家をしばしば混同していましたし、老人ホームは、ホテルになったり、学校の寮になったり、マンションになったりしました。紫藤さんとの話の中では、子どもである私たち兄弟妹と、母自身の兄姉とが混乱し、話しているうち、自分でもわけがわからなくなる、というようなエピソードがしばしば起こりました。日常生活の中でも、現実的な状況を把握することができず、そのことが母の不安をさらに高めました。

この年、紫藤さんのレポートに次のような記載があります。

八月二〇日

お部屋に入るまでは、ここがどこだか理解していないようで、「鍵はかかっていないけどいいのかしら?」「入っていいのかしら?」などの発言をしていました。(略)

お部屋から出たり、お部屋に移動したり、お庭に出たりと場面が変わるたびに、「ここがどこか?」「今なにをしているのか?」ということを繰り返し尋ねることがあります。環境が変わると不安になるのかもしれません。「くらら」という老人ホームであること、ご家族は齋藤さんがここにいることを知っていることを説明すると、そのことを理解し、安心しているようでした。

なお、ご本人なりに「麻布の家は取り壊しになっているから、仮住まいとしてくらにいる」という認識であるようです。

この年になると、私たち家族がホームを訪問しても母と楽しいときを過ごすということが難しくなっていきました。さりげない「元気だった？　今日は何をしていたの？」という質問が「え？あら、私、何をしてたのかしら？　……全然思い出せないのよ、ああ、もう馬鹿になっちゃって何にもわからないのよ……　何とかしてよ」というパニックの導火線になり、かといって黙っていれば、「淋しい」「苦しい」と訴えられるので、仕事の帰りに母の部屋を訪ねる足取りは次第に重くなっていきました。八月二二日、私は自分が小さいころのアルバムを持って母を見舞いました。昔の写真を見れば、母が私の子ども時代を思い出し、少しは楽しい会話ができるのではないかと思ったからでした。

八月二二日　一時、母を見舞う。子供のころのアルバムを持って行ったがよく見えない様子で話が弾まず。途中で、ケアプランにサインするため中座し、部屋に戻ると眠っていた。

期待に反して母はほとんど興味を示しませんでした。いや、最初は興味を示して写真を見ようとしたのですが、小さくて見えなかったか、アルバムのページをめくるたびにたくさんの写真が押し寄せてわけがわからなくなったのか、眉をしかめてしばらく写真を見た後、「見えないわ、もういいわ……　まあちゃん、苦しいのよ、なんだかこのごろ、とっても苦しいの……」という、いつものパターンにはまってしまったのです。面会に行っても、ほとんど楽しい思いをさせることもできずに早々に切り上げて帰る後味の悪さから逃れるためもあって、親不孝者の私も、このときだけは粘りました。いくつかの写真を選んで写真屋さんにもっていき、キャビネ判に拡大し、ラミネート加工をしてもらったのです。二〇年以上前、写真家の細江英公先生と会食する機会があった折、先生が、「写真ではディテールが重要だ」とおっしゃった言葉が頭に残っていたからです。気が散らないように、何枚もの写真を貼ったアルバムをやめ、その中からおもしろいものを選んで拡大すれば、母の心を刺激することができるかもしれないと思ったからでした。私が幼いころの古い写真ではありましたが、写真を趣味にしていた父が当時としてはそれなりの機械できちんと撮影した写真でしたから、拡大してもピントが甘くなることもなく、予想以上に鮮明な写真ができました。それを持って、久しぶりに母を訪ねた日の日記です。

九月一三日　久しぶりに母を見舞う。子どものころの写真を拡大し、パウチしたものを何枚か持っていく。先日、アルバムの小さな写真を見たときとは格段の違い。写真の奥の家の一部を見て、みどりちゃんがここで生まれた等々、さまざまな思い出話が広がる。

母は、まさに、「ディテール」に反応しました。一人で遊んでいる私を写した写真の背景に、母は目をとめたのです。写真ではガラス戸が閉まっていて、母がいう「みどりちゃんが生まれた部屋」はガラス戸の向こうの廊下のさらに奥の部屋でした。写真からは、ガラス戸の奥にある部屋の様子はまったく見えないのですが、母の脳裏には、待望の女の子が生まれた日の喜びとともにその部屋の情景が鮮やかによみがえっていたのでしょう。

もう一枚、母が強い関心を示したのは、家の庭の隅に作られた砂場で私と弟が遊んでいる写真でした。母はこの白黒写真を見て、「あらぁ……　まあちゃんは青いスモックで、あきちゃんは緑だったのよね」と目を細めて話し始めました。砂場はコの字型の建物のくぼみに作られていました。私は、砂場で遊ぶ自分が着ていたスモックが、コールテンでできていたということをうっすらと覚えていただけでしたが、母には二人の子どもが着ている服の色が見えていました。母がいうには、わが家では、男の子の色は青と緑ということになっており、母が服を縫ってくれる前に何色がいいかと尋ねると、年長の私がすぐに「青!」と言ってしまうので、弟はいつでも「緑」と言うしかなかったのだというのです。遊んでいる子どもの様子がよく見えるように、母のミシンの置かれた部屋と、父の歯科医院の技工室の間に砂場が作られたこと、写真の隅に少し見える三角形は、滑り台を怖がって降りられない私が、小学校に入って困らないように、父が買ってきた滑り台の降り口であることなどを楽しそうに話し続けました。

私は認知症の専門医としての経験や知識を動員して、認知症患者の失われた記憶を写真の刺激で呼び覚ますことができるのではないかと思っていました。母と過ごす時間の気詰まりな空気から逃れたいという思いがあったことも否定できません。母の認知症がはっきりしてから、無意識に、「客観的」な冷めた視線で「アルツハイマー病患者」を見ようとしていたような気がします。しかし、この日、写真を手にして話し続ける母は、まだまだ、日本が貧しかった時代に、文字どおり、衣、食、住を与えただけではなく、限りない慈しみで子どもたちを守り、育ててくれた「母」でした。それは、本当に久しぶりに見る、母の穏やかな笑顔でした。

しかし、その年の夏が過ぎ、秋の気配が濃くなるころになると、母の不安はますます高まり、落ち着きを失っていきました。じっと座っていられないで、意味なく動き回りますが、どこに行っても落ち着かないという日々が続きました。かろうじて保たれていた家族以外の人に対する配慮が失われ、紫藤さんはじめ、周囲の人に生の感情をぶつけるエピソードも多くなっていきました。紫藤さんのレポートです。

一〇月三一日

日曜日は訪問時、お食事直後で、ホールでお過ごしでした。お部屋へ移動した後は、「どうしていいのかわからないのよ」「頭が、こう(頭上で手をまわして)なっちゃったから」「すぐ忘れちゃって……」とお話しになり、そわそわとした様子でした。

一一月一九日

お部屋に戻るとすぐさま、横になってしまい、時には「助けてほしいのよ!!」「苦しいって言ってるじゃないの!!」と声を荒げることもありました。しばらくそばに居ると落ち着いたのですが、訪問をはじめてくらに転居してからは一番ヒステリックな声だったと思います。そのまま眠ってしまったので退室しました。

一二月二三日

初めは、うわごとのように「苦しい」と話し始めた時に、返答していたのですが、そのたびに「どうにかしてほしいのよ」「今すぐに医者に行きたいのよ」とヒステリックになってしまい、ご本人もそうなるとますます混乱し苦しそうな様子でした。

八六歳（二〇一一年一〜四月）「早くなんとかしてちょうだい」

二〇一一年に入ると、下り坂がますます急になって行きました。元日の家族の集まりでも母が心から楽しんでいるようにはとても見えませんでした。妹の心づくしのおせち料理を家族みんなで囲んでも、母の表情は困惑に満ちたものでした。私の日記です。

一月一日　陽彦、さっちゃん、智彦が先に来ている。母はほとんど会話にならず、「苦しい」の連発だったが、一度だけ、智彦に向かって「体は大きくなったけれど、かわいいやさしい子供で良かった」と言う。この時だけ、昔のような表情。邦彦叔父も加わって、みどりが作ったおせちで正月を祝う。

この後、ホームに戻ってからも、母は周囲の人に配慮する余裕を失い、誰に対しても感情の表現がストレートになっていきました。紫藤さんのレポートでも、相変わらず混乱した様子が記録されていますが、たぶん、この時期、母と二人で最も長い時間を過ごしてくれたのは紫藤さんでした。苦しい、苦しいと訴える母に、根気強く寄り添い、少しでも穏やかな時間を作るように努めてくれましたが、そういう平穏な時間は長く続かなくなりました。やがて、徐々に運動量が減り、横になっている時間が増えていきました。それでも、紫藤さんは母が穏やかな時を過ごすことができるよう、最後まで努力してくれました。

三月一〇日

お声かけをすると、「ありがとう。よくいらしてくださったわね」と比較的しっかりと返答なさる一方、まったく起き上がるような気配はありませんでした。起きるか尋ねたところ、「起きたい」とのことだったので、上半身をベッドに座る形に持ち上げたのですが、体を持ち上げると「あああああ」と頭を抱え込んでしまい、「早くなんとかして頂戴！」となってしまいました。何度か起きると横になるを繰り返していたのですが、「外に出て聞きに行きたい（おそらくスタッフさんに）」とのことだったので、なんとか支えながらお部屋を出ました。

お部屋を出たところでは、「どうしたらいいの？」「どこに行ったらいいの？」と出た目的を忘れてしまったようだったので、そのまま気分転換にお散歩でもと思い一緒に施設内を歩きました。

外に出て一〇分足らずで、「早く返してちょうだい」「東京のうちに早く行かなくてはいけないの」とそわそわとしだし、その後は「帰りたい」の一言だったので、早々にお散歩を切り上げました。

くららに戻ってからも、「苦しい」「横になりたい」「お家に帰りたい」「ここ(背中)がいたい」の繰り返しでした。お部屋に戻って横になると「早くなんとかして頂戴」「すぐ呼んできて」と泣きそうな表情で訴えていらっしゃいました。しばらく、返答せずに気配を消していると静かにお休みになるのですが何とも心苦しく……

二〇分ほどお休みになったので、お茶をいただき、お菓子を食べました。お菓子への反応はいつもと変わらず、「苦しいようなら私が頂きますよ」と冗談を言うと、私のほっぺたを押して「それはだめよ」と笑ったりしてくださいました。

こうした母と落ち着いた時間を過ごすために、紫藤さんが示したのは以下のような方針でした。
1　訪問の目的を、以下のようにする
(ア)苦しい思いにとらわれない時間
(イ)発話・双方向の会話の機会
(ウ)笑顔が見える時間
2　「〇〇しましょうか？」と選択を委ねるのではなく、「〇〇しますよ」と断定的に話した

方が、本人の「わからない」が少なくなる
3　お話しするぞ、モードを避け、ながら話をする
毎週のレポートで紫藤さんが示してくれるこれらの方針は、私たち家族にとって、どんどん気難しくなり、不機嫌な時間が長くなる母とどう向き合えばいいかがわからなくなったときの羅針盤になりました。

八六〜八七歳（二〇一一年五月）「ごきげんよう」

二〇一一年五月に入り、母の容態が変わりました。五月五日の私の日記には、母の微熱について記録があります。この前後から、母は立ち上がることがまれになり、うとうとしている時間が増えていきました。

紫藤さんは五月七日に訪問してくれましたが、このときも三七度四分の熱があり、母はほとんど横になったままでした。この日の紫藤さんのレポートの一部です。

五月七日

一〇分おきくらいの間隔で、何度か寝いってしまわないように声をかけていました。寝ぼけていることも多かったのですが、私が編んでいたモノをみて、「あら奇麗ね。可愛いわね……」と手を伸ばして興味を示す様子がありました。しかし、「編み物お上手なんですよね」

と言う私からの問いかけには反応はありませんでした。

お菓子をすすめた際は、「あら可愛い。美味しそうね」と反応は良いのですが、「お菓子を食べる＝起き上がる」と結びつかず、起き上がるとくるしい。でもお菓子は食べたいと困っている様子がありました。お菓子を見た反応は「おいしそうね」「たべたいわ〜」と笑顔でほっぺたをつついて(ボーノのような仕草)おどけていることもあり、その瞬間はとてもよい表情でした。

横になっても目が覚めたときに、誰かいるというのは本人にとっては安心するようで、ふと眼を開けては人影をみて安心してまた眠るという事の繰り返しでした。帰り際に、「また来てくださいね。横になっててごめんなさい。ごきげんよう」と落ち着いた口調でお話しになっていました。訪問時のイライラした口調からは少し落ち着いたように思います。(略)

最近は調子の悪い日が多く、あまりお役に立てていないのではと……

今後も、できる限り「安心」「懐かしさ」「楽しさ」を感じていただけるように接していくつもりです。

これが、紫藤さんの最後のレポートです。長い間、よく尽くしてくれた紫藤さんに、最後に、ごきげんよう、と挨拶できたことは本当によかったと思います。

五月一〇日、老人ホームの嘱託医から、母の微熱が下がらず、血液検査をしたところ、白血球が一〇〇〇しかなく、他の血液成分も低下する汎血球減少の状態であるという連絡がありました。

私は、自分の職場でこの電話を受け、以前から母の健康管理について相談してきた内科の犬尾英里子先生にアドバイスを求め、弟や妹の意見も聞いて、あえて、原因究明のための検査をせず、という方針を決めました。アルツハイマー病という診断が出た後、母は胃がんの手術を受け、腹部大動脈瘤の手術を受けていました。そのたび、入院した病院の配慮のおかげで大きなトラブルなしに乗り切れました。しかし、最後の手術からすでに六年が過ぎ、母の認知機能は明らかに低下していました。もうこれ以上、苦痛を伴う検査や治療をさせたくはない、と思ったのです。

母は覚醒している時間が日に日に短くなり、水分や食事の摂取量も減っていきました。当時、民間の老人ホームの職員は、人の死を何もせずに見守るということにも、施設内で医療行為を行うということにも慣れていませんでした。五月一六日月曜日、私は母を和光病院に移すことに決めました。その日の私の日記です。

五月一六日　四時前に覚醒、そのまま起床して朝食。老年精神医学雑誌の論文、一応終わりまで書き上げる。九時過ぎ、クララに行く。母は、今朝も傾眠。九時三〇分みどりが来る。一〇時少し前、介護タクシーが迎えに来る。母をのせて和光へ。六階の個室に入院。医学的な処置はしないことに決めているのに連れてきてよかったのかどうか確信が持てない。クララのスタッフはよくやってくれた。

病院でも、何もしない、という方針は変えていなかったのですが、翌五月一七日は熱が下がり、目を覚ましている時間も心なしか増えました。この日、母は、所属していたカトリック教会の神父様から、病油の秘跡というカトリックの儀式を受けました。翌日からは再び傾眠状態となりました。ときどき目を覚ましたときに、病棟のスタッフが水分やアイスクリームを母の口に入れてくれました。二〇日金曜日、私は仕事を終えた後、母の病室を見舞い、しばらくベッドサイドに座って母の手を握っていました。呼びかけるとうっすら目を開け、「あ、まあちゃん」と声を出したりはするものの、そのますぐに目を閉じてしまいました。私は、なんだかこういう時間がまだまだずっと続くような気がしていました。夜遅くなって、都心で働いている妹が母を見舞いました。

和光病院に移して五日目、二一日土曜日の朝、私の家の電話が鳴りました。七時四〇分、母が永眠したという知らせでした。前日の夕方を私と過ごし、夜遅く娘に会い、翌朝七時に次男夫婦の見舞いを受けた母は、その四〇分後に息を引き取りました。母の最期を看取ったのは、病室の壁にかけられた額のお祈りをするサムエルという子どもの絵でした。絵の裏には、「主よ、お話しください。僕《しもべ》は聞いております」と聖書の言葉が記されています。最期のとき、母は、神様の声を聞くことができたのでしょうか。

私たちは母の遺体を船橋の家に戻し、母が、自分が亡くなったときに開けと娘に託していた「その時のために」と書かれた箱を開きました。箱の中には、遺書と上書きされた封筒のほか、母が用意した自分の死に装束、終末期の医療の方針に関する希望、亡くなった後に連絡すべき方々の住所録、葬儀等に関する指示に加え、葬儀に参加してくださった方々に渡すための一〇〇

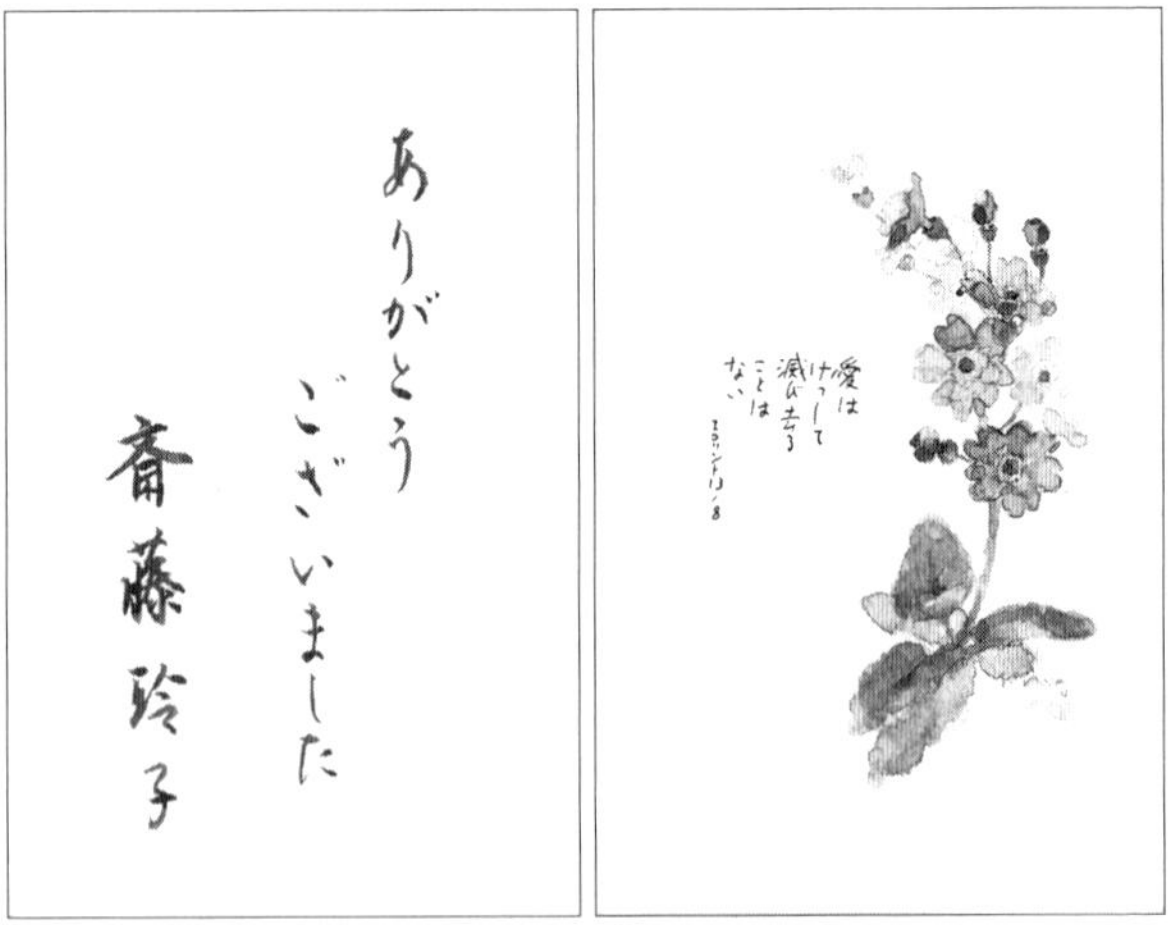

葬儀参加者へのカード

枚のカードが入っていました。桜草の絵の傍らに「愛はけっして滅び去ることはない　コリント13—8」と印刷されたカードの裏には、「ありがとうございました　斎藤玲子」と墨書きされていました。遺書は、一九九八年に書き始めたエンディングノートを、その後に何度か修正したものでした。——で消してあるのは、書いた後に亡くなった人です。最後の修正がいつだったかはわかりません。

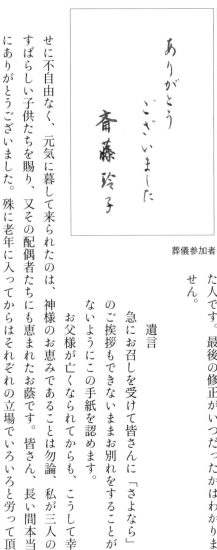

遺言

急にお召しを受けて皆さんに「さよなら」のご挨拶もできないままお別れをすることがないようにこの手紙を認めます。

お父様が亡くなられてからも、こうして幸せに不自由なく、元気に暮して来られたのは、神様のお恵みであることは勿論、私が三人のすばらしい子供たちを賜り、又その配偶者たちにも恵まれたお蔭です。皆さん、長い間本当にありがとうございました。殊に老年に入ってからはそれぞれの立場でいろいろと労って頂いたこと嬉しく思っています。改めてお礼を申し上げます。

いつかはお別れの時が来るのですから、ましてこの年齢まで生きさせて頂けた身としては、何時お召しを受けてもよいという気持でいます。若い時から、いつも自分の死がどんな形で来て、どんな態度で迎えられるか、など臨終、死後のことなど考えてきましたがこればかりは予測できません。願はくは心静かにと祈るばかりです。

お蔭様で現在、何の不足もなく好きな道に励むことができるのは先に逝かれたお父様の置き土産のような気がして勿体ない位充分です。若し私が病気になり恢復の望のない場合は、どうぞ無駄な医療延命措置などはとらず静かに死を迎えられるよう援けてください。あなた方の生活を乱してまでご迷惑をかけなくてよいのですよ。正彦さんが専門家なので安心してお委せします。陽彦さんと相談してよろしくお取りはからい下さい。苦しみを厭うというのではありませんがなるべく自然の形で死を迎えたいのです。

臨終近くなったらどうぞ神父様をお呼びして病油の秘跡を受けさせて下さい。私の霊魂の準備のために。

遺体については先年皆さんのご承認を頂いたように処置して下さい。祭壇の処にプリントが置いてあります。普通と違う形で、殊にみーこに辛い思いをさせるかと心苦しいのですが、どうぞお別れを悲しまないで下さい。私の霊魂が天国でお父様のおそばで神様の栄光の中に包まれるよう、平安を祈って下さい。

葬儀ミサだけ挙げて頂いて下されば結構です。時間もないでしょうし、葬儀その他どうぞ質素に、関りのない方々にまでご迷惑をかけないように、近しい血族とお友達だけにお別れの挨拶ができれば結構です。

あとはどうぞ三人兄弟妹、夫婦仲よく援け合って暮してください。神の前に謙虚に、世に驕らず、不幸な貧しい方々へ手をさし伸べることを忘れないように。陽子さん、佐智子さん、息子たちを扶けてよろしくお願いします。願はくはみーこによい伴侶が与えられますように

……

お兄様、お姉様方私をいつくしんで育ててくださってありがとうございました。洋子さん、邦彦さん、啓介さん、如一さんお世話になりました。

神父様、教会の皆様、窪田先生はじめ『まひる野』の皆様、女子大・青山・小学校・幼稚園の学友の皆様、殊に葦の会の方々には長い間ありがとうございました。

豊留さんの光園に神様のお恵みがありますように。

追伸

今度の病気で又々皆さん方のお世話になりありがとうございました。私は行き届かないことだらけでしたのに皆さんがそれぞれの立場で仲よく力を合わせて労って下さったお蔭で元気になれありがとうございました。陽子さん、佐智子さんにもいろいろお心遣い頂いて恐れ入りました。

今後ともそれぞれの伴侶をよろしく扶けてやって下さい。私は至らないだらけでしかもよ

い年齢をして世間知らずで羞しかったのですが、皆さんがそれぞれ努力して下さるお蔭で安心して暮してゆけます。よい子供たちに恵まれて本当に幸せでした。

　正彦さん、陽彦さんともに世間からも認められてありがたいと思いますが名声に奢らず、又、金銭的営利的なトラブルに巻きこまれないよう用心して清潔な医師、獣医師として尽力して下さい。みーこには(できればよい相棒が現れると安心だけれど……)しっかり自立して頑張って下さい。お兄ちゃま達によく相談して頑張ってください。私は自分が非常識で至らなかったこと今になっては間に合わないのですが後悔のかたまりです。よい子供たちに恵まれて勿体ないと思います。本当にありがとう。

認知症とは何か

この本を書いた動機は、人の老い、あるいはアルツハイマー型認知症という病態を、それを生きる人の主観的な視点から見てみたいということでした。したがって、母が日記に連ねた言葉こそが重要なのであって、これに客観的な解説を加えることは、本書の焦点をぼかすことになりかねません。ここでは母の言動と私たち家族の行動を理解していただくために必要な、最小限の医学的問題について書いておこうと思います。医学的問題、とあえて持って回ったいい方をするのは、認知症、あるいはアルツハイマー型認知症については、未解決な点が多く、同じ事柄についていくつかの見解があるからです。以下、用語の定義については、わが国でも広く用いられているアメリカ精神医学会の診断基準（DSM-5）を用います。

アルツハイマー型認知症とは何か

最初は「認知症」の定義です。DSM-5によれば、認知症は、記憶、見当識、実行機能、注意など、いくつかの認知機能の低下が確認されており、そのために、毎日の生活活動（例えば請求書の支払いをする、薬の管理をする等）に援助を要する状態を指します。つまり、認知症というのは病名ではなく、さまざまな脳の疾患の結果、起こる症状群です。認知症を引き起こす原因としては、アルツハイマー病、前頭側頭葉変性症、レビー小体病、脳血管障害、脳の感染症などの病気のほか、頭部外傷、アルコールや薬物乱用などがあります。

もう一つ「軽度認知障害（ＭＣＩ）」という言葉の定義も紹介しておきます。軽度認知障害は、認知症と同じような精神機能の低下はあるものの、その程度が日常生活の自立を損なう程度まで達していない状態を指します。軽度認知障害と診断された人のなかには、数年のうちに認知機能の低下が進んで認知症の診断基準を満たすようになる人もいますが、一方で、ゆっくりと進行して、やがて正常な加齢変化と見分けがつかなくなる人もいます。

「アルツハイマー型認知症」という言葉は、アルツハイマー病を原因疾患とする認知症、という意味です。先に示した認知症の定義を満たす状態であることに加え、潜在的に発症し、ゆっくりと進行していくこと、その症状を説明するその他の神経疾患や脳血管障害がないということが定義です。現代の日本では、神経心理学的検査、専門医の診察、ＣＴやＭＲＩ等の形態画像（脳の形を見る画像検査）、ＳＰＥＣＴやＰＥＴのような機能画像（脳の機能を画像化した検査）等によってかなりの精度で診断できますが、最終的には死後、脳を解剖してみないと確定診断はできません。アルツハイマー病が疑われても、その程度が軽ければ、「アルツハイマー病による軽度認知障害」という診断をすることもあります。

アルツハイマー型認知症急増という現象の意味

二〇一二年、当時、筑波大学教授だった朝田隆先生による認知症の有病率に関する論文が発表されました。朝田先生の研究では、六五歳以上人口の約一五%に認知症がみられるとされました。それまで、六五歳以上の人口における認知症の有病率はおよそ五%とされていたので、一気に三倍に増えた計算になります。この研究結果が公表されるやいなや、認知症の有病率が三倍、認知症と診断される人の数が四八〇万人という数字だけがセンセーショナルに報道され、一時は日本中が認知症パニックとでも言いたいような騒ぎになりました。しかし、朝田先生の研究報告書をよく読めば、これは、超高齢人口が増加したための当然の結果であることがすぐにわかります。四八〇万人のうち、二三五万人は八〇歳代、一〇〇万人は九〇歳代以上と推定されましたが、各々の人口で有病率を計算すると、八〇代約二六%、九〇代以上では五〇%で、これは従来の報告と大差ありません。六五歳以上人口の認知症の有病率が上昇したのは、元々有病率が高かった八〇歳以上の人口が増えたからで、認知症患者の数が増えたのは、八〇代、九〇代の人口が増えたためです。認知症を引き起こす原因となる疾患の構成では、高齢になるほどアルツハイマー型認知症の割合が増えていきます。

図4を見てください。白い円の面積は、各年代の人口を示しています。黒い円は認知症と診断される人の数です。白い円が年齢を追って下がっていくのは、正常加齢による精神機能の低下を示しています。IQという言葉を聞いたことがあるでしょうか。IQとは、個人の知能検査の成績を、各年齢層の成績の正規分布の中のどのあたりかを示した数字です。その年齢で標準的な

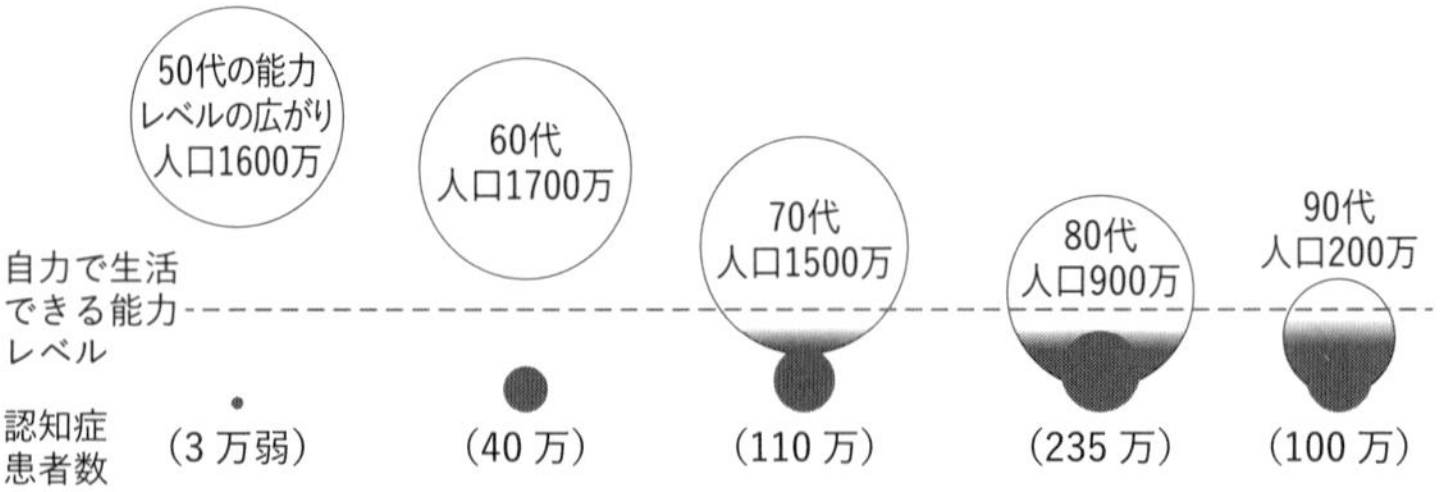

年代別人口は総務省2018年12月予測値．認知症患者数は朝田隆研究代表「都市部における認知症有病率と認知症の生活機能障害への対応」(2013)による．年代が上がるにしたがって能力レベルが下がり，認知症患者と重なっていく．

図4　正常加齢と認知症

成績ならIQ一〇〇となり、およそ九五%の人は、IQ七〇から一三〇の間に収まります。つまり、年齢によって、IQ一〇〇が意味する能力は全然違うのです。ちなみに八五歳の人がIQ一〇〇と判定されるために必要な成績は、五〇歳の人ではIQ七〇未満になります。

図4にあるように、五〇代の人口における標準的な人の能力(白い円の範囲)と、認知症と診断される人の能力(黒い円の範囲)は遠く離れています。したがって、この年代で発症する認知症は明らかに病気です。一方、九〇歳以上になると、人口二〇〇万人のうち認知症患者は一〇〇万人と、有病率五〇%ですから、人口の半分が医学的には認知症と診断できるということになります。しかし、この年代では、正常な人の能力も老化現象を起こしていますから、標準的な九〇歳以上の人の能力と、九〇歳を過ぎて認知症と診断される人の能力には大きな違いがないのです。

さて、人口の半分が認知症の診断基準を満たすとしたら、これは病的状態といえるでしょうか。九〇歳を過ぎると半分の人は、認知機能低下のために自立した生活ができないというのは、診断や治療といった医学の問題というより、超高齢社会における社会政策の課題だといった方がよいと私は思います。日本は、医学の進歩と、国民皆保険制度によって、これまでなら死の転帰をたどったはずの身体疾患を次々と克服してきました。その結果、世界に冠たる長寿国となりましたが、そうなれば当然の帰結として、自立した生活を脅かすような心身機能の加齢変化と向き合わなければならない事態に直面することになります。年をとって若いころのように身体が動かなくなるのと同様に、脳の細胞も動きが悪くなるのです。

こんなことはずっと前からわかっていたのに、対策を怠り、事ここに至って、急に認知症患者の数が激増するから介護保険料を上げる、高齢者医療保険の自己負担率を上げるというのは、無責任な話です。

アルツハイマー病根治薬の開発は可能か

もう一つ、アルツハイマー型認知症の治療薬について触れておきます。一九〇六年、ドイツの精神医学者、神経病理学者であるミュンヘン大学のアロイス・アルツハイマー博士が、初老期に発症して急激に認知症が進行し、数年で死に至った症例に関する学会発表を行いました。これが後に、アルツハイマー病と呼ばれるようになる病気に関する初めての報告です。アルツハイマー博士は、同じような病態を示す患者さんの脳を解剖し、神経細胞の外に付着するシミのような老人斑と、神経細胞の中に見られる神経原線維変化を見いだしました。その後の研究で老人斑はβアミロイドと呼ばれるタンパク質が集まったものだということがわかり、このβアミロイドの沈着を防ぐことができれば、アルツハイマー病の発症を防いだり、進行を止めたりすることが可能なのではないかと考えられるようになりました。このようにβアミロイドの沈着がアルツハイマー病発症の引き金を引くという考えを、アミロイド仮説と呼びます。

このアミロイド仮説に基づいて、これまで、さまざまな薬剤が開発されてきました。二一世紀の初めには、新薬の開発によってアルツハイマー病が治療できる病気になるという期待も広がりました。しかし、残念ながら、これまでのところ、このタイプの薬剤は効果を確認できずにいます。βアミロイドを減らす薬はできたのですが、これらの薬が認知症の症状進行を抑制することを証明できないのです。現在、話題になっているアデュカヌマブというのも同様のタイプの薬剤です。

アルツハイマー病は治る病気になるのでしょうか。遺伝性のアルツハイマー病や、若年発症のアルツハイマー病の一部には、現在開発されている薬が効くかもしれないと思っています。しかし、現在、日本で問題になっているような八〇歳を過ぎて発症するアルツハイマー病の患者さんの大部分には大きな効果は期待できないと私は思います。

アルツハイマー博士が指摘した老人斑や神経原線維変化は、今日では、アルツハイマー病以外の人の脳にも見られることがわかっています。一方で、アルツハイマー病と診断される人の脳に、老人斑や神経原線維変化以外の病的変化を合併している人も少なくありません。さらに、アルツハイマー病に限らず、高齢で発症する認知症の患者さんの脳には、さまざまな血管病変が見られます。これらは、脳の加齢によって起こる変化です。つまり、八〇歳を超えて発症するアルツハイマー型認知症は、多かれ少なかれ、自然な加齢現象の影響を受けているということです。そうだとすれば、アルツハイマー病の根治薬を作ろうというのは、人間の老化の一部を薬で止めようということです。秦の始皇帝以来、不老長寿は人類の夢ではありました。しかし、そんなことができるでしょうか。私にはとてもそうは思えません。

ちなみに、現在、日本で、アルツハイマー病治療薬として承認されている塩酸ドネペジルをはじめとする四つの抗認知症薬は、いずれも神経伝達物質と呼ばれる、神経細胞の活動を高める作用を持つ薬で、ここまで説明してきた、βアミロイドなど、アルツハイマー病の進行に関与する物質に作用するものではありません。

母の診断を考える

さて、母の日記を一九九一年、六七歳のときから追ってきましたが、母は、一体いつから認知症になったのでしょうか。日記には、一九九一年以降、もの忘れなど自分の認知機能低下に関する記載があるのですが、一九九八年、七四歳までは、認知症とも軽度認知障害とも診断できません。母の私的生活も社会生活も、年齢に比してむしろ高いパフォーマンスを維持していました。一九九九年を転換点として、二〇〇〇年、七六歳以降は、一見、それまでの社会的活動を維持しているかに見えて、認知機能の低下に関する記載が増え、思いがけない失敗も起こっていましたから軽度認知障害という診断ができるでしょう。結城屋騒動にあるように、自分の認知機能低下に対する過敏な反応は、母の自信のなさの反映になっており、認知機能低下がそれまでとは様相が異なってきていたことを示唆しています。この時期、母の社会生活の幅は年々縮小し、家庭生活にも少しずつ支援を要するようになっていきました。二〇〇四年、八〇歳以降は、お手伝いの方や娘の支援なしに毎日の生活を続けることが困難になっていったので、本来であれば、このあたりから認知症と診断されてもおかしくありません。母と同じ状況の患者さんが私の外来を受診したとすれば、二〇〇〇年の時点で軽度認知障害、二〇〇四年にはアルツハイマー型認知症の疑いと診断しただろうと思います。

ご覧いただいたように、実際に、母が認知症の診断を受けたのは二〇〇七年、八三歳のときでした。診断が遅くなったのは、私が専門医だったからだと思います。息子としての私は、現実を見たくなかったし、母を含む家族は、専門医である私が大丈夫だというのだから大丈夫だろうと思ったのでしょう。もう一つ、私が母の診断を急がなかった理由は、ここまでに述べたように、診断後の経過に医学が与えられる恩恵にほとんど期待できなかったことも挙げられるでしょう。

二〇〇七年、診断を受けた当時の検査結果は、「臨床症状を見れば、アルツハイマー型認知症が疑われ、心理検査も画像検査も初期のアルツハイマー病という診断に矛盾しない」という程度の所見でした。後で触れるように、生活の障害とは裏腹に、母の心理検査の成績はそれほど低下していなかったのです。ＭＲＩの所見もしかりです。これを私が患者本人に説明するならば、「軽い認知症が始まっている可能性がありますが、検査結果は正常値をわずかに下回るだけです」と言うだろうと思います。このときの母の認知機能の程度なら「アルツハイマー病の疑い」という病名は、口にしない医師の方が多いでしょう。それは間違っているかもしれないし、間違っていた場合、この病名が患者に与える衝撃は取り返しのつかない結果を生むかもしれないからです。

しかし、その医師の説明は、患者の耳には、「アルツハイマー病だと思っていたのにそう言われなかった、軽い認知症でよかった」ということになり、医師の本意とは微妙にずれた認識になります。母の日記に書かれた「お蔭で大したことはなかったようで」とか、「この前の続きで私の呆けの検査。二分ぐらいマイナスになっているらしい。情けないが少しでほっとした」という記述は、まさに、こうした認識のずれが生じていることを明示しており、認知症を専門とする臨床医として、私が日々診療の中で行っている検査の説明について、反省しなければならない重要な問題です。母の心理検査や脳画像検査の結果は微妙なものでしたが、臨床的にはすでに、単身生活は不可能になっていましたから、認知症と診断すべき状態に達していました。その後の臨床経過を見ても、アルツハイマー型認知症という診断は間違っていなかっただろうと思います。

二〇〇七年当時の母の心理検査の所見は、微妙なものでした。例えば、二三点以下を認知症の疑い、二四点以上を正常とするスクリーニング検査(MMSE)では、母の成績は二五点ですから正常域、その後も〇八年二月に二五点と低下を示さず、同年七月には二八点に改善し、翌年に二二点とようやく認知症域に低下しました。しかし、この検査における母の失点を見ると、合計点が正常値であった時期を含め、新しいことを記憶する記銘力の低下、日時や時間に関する勘が鈍る、時間に関する見当識障害という、アルツハイマー型認知症に特徴的な障害が明らかでした。

二〇〇七年一月には、高齢者の認知機能の要素を評価するCOGNISTATという検査も行いました。一〇項目ある下位検査項目のうち、「記憶」と「見当識」の評価が正常範囲(九点以上)

を大きく下まわりましたが、注意、理解、判断を含む他の項目はほぼ正常値でした。合計点は正常範囲でしたが、これはアルツハイマー病の初期の特徴を支持する所見です。二〇〇九年、一〇年に行った同じ検査では、理解の障害、抽象的な思考力を示す、類似、判断等の指標も正常値を下回るようになります。

心理検査の総合点がいくら高くても、母のように日常生活の障害から実行機能障害が確認され、記銘力や見当識で失点が大きければ、医師は、アルツハイマー病を疑います。しかし、ここで問題になるのは、日常生活を維持するために要求される能力の程度です。例えば昔の農家のように三世代、四世代が同居し、それぞれに家事を分担しているような生活様式であれば、多少の認知機能低下が起こっても、周囲がそれを自然に補い、役割の継承が図られたので生活は破綻しません。一方で現代の日本で、都会のマンションに一人暮らしをしていれば、何から何まで自分でしなければならないので、わずかな能力低下、特に実行機能の低下によって生活は破綻しやすくなります。生活の破綻を目安にする認知症という診断が、その人が生活する国、地域、生活実態によって異なることは国際的な診断基準でも認められていることです。母は、一人暮らしではありませんでしたが、社会生活が年齢に比して広汎で複雑であったために、心理検査の成績が高いうちから、生活に支障が生じ、認知症という診断が早まったとも考えられるのです。

二〇〇七年には、より詳細で包括的なＷＡＩＳ-Ⅲと呼ばれる知能検査を行いました。いわゆる知能指数を算出する検査です。この検査の成績は、言語性ＩＱが一三二、動作性ＩＱが一二二、両方を総合した全検査ＩＱは一三〇でした。ＷＡＩＳ-Ⅲでは、ＩＱ一〇〇がその年代の標準的な成績を示すので、母の成績は、同年配の人の標準をはるかに超えていたのです。ＩＱ一三〇を超えるのは、同世代人口の二％だけです。この検査の結果については、検査を施行した二人の心理士の指導教官であった松田修上智大学教授(現)のコメントを紹介しておきます。松田教授のコメントは、母の言動を理解する上でも示唆に富むものです。

知能指数を表す三つの指標(言語性ＩＱ、動作性ＩＱ、および全検査ＩＱ)は、同年齢集団の平均(一〇〇)よりも高い水準を維持しています。他方、知能の領域別能力水準を表す四つの指標得点(言語理解、知覚統合、作動記憶、処理速度)と全般的な知的水準を見ると、知覚統合、作動記憶、言語理解は同年齢集団の平均よりも高い位置にありますが、脳器質性障害によって低下しやすい処理速度は、同年齢集団の平均の水準で、明らかに他の指標得点よりも低い水準となっています。ご本人の教育歴や生活状況から予想される知能レベルからすると、今回の処理速度の成績は、元々の能力水準を反映したとは考えにくく、明らかな機能低下の存在を示す結果と思われます。これは元来の知的能力が高いアルツハイマー病の方に見られる知能検査の特徴と合致する結果です。

以上のことから、今回の検査結果は、元来の知的能力の高い方がアルツハイマー病になったときに見られる初期の特徴と合致します。検査結果から予想すると、おそらくこの時期は、もともと効率よく処理できていた日常の活動に支障が出始めた時期であると思われます。同時に、この時期は、他の知的能力は高く維持されておられたことから、自ら起こった能力低下について十分に内省し、記録する力が保たれておられたと推察できます。それゆえ、周囲が思う以上に、ご本人は自らに起こった能力に大きな懸念を感じておられたのだろうと思います。

なにはともあれ、心理検査の結果が示す母の能力低下は、アルツハイマー型認知症と矛盾しないものでした。一方で、母は理解力、判断力などを比較的高く維持していましたが、松田教授のいうように、それは母を支える力であったと同時に、母の苦痛を拡大する要因でもありました。最後まで、自分の能力低下をある程度自覚できる人は、八〇歳前後になって発症するアルツハイマー型認知症の患者さんに広く見られるのですが、これは、あらゆる能力が並行して低下していく若年発症のアルツハイマー型認知症とは異なる特徴です。死後の脳に見られる神経病理学的所見が似ていても、若年発症のアルツハイマー型認知症と、高齢になって発症するアルツハイマー型認知症は、異なる臨床症状を持っている、と私は思っています。

母の旅路

第一期、一九九一年から九九年の九年間に、母は生涯の趣味であり、心の支えだった短歌を一冊の本に編み、シベリア抑留中に死亡した兄をモンゴルに弔い、生まれたときからの信仰を確かめるために、イスラエル、バチカン、アッシジを訪ねました。これは、大正の終わりに生まれ、昭和の初めに幼少期を過ごし、第二次世界大戦に青春時代を翻弄され、敗戦後まもなく結婚してからは、ひたすら夫に仕え、三人の子どもたちの生育を何より大事にしてきた一人の平凡な女性が、夫を亡くした後に手にした自由の奔流と理解することもできます。

しかし、私の目には、この時期の母の生き方は、自由を謳歌していたというより、やり残したことを一気に片付けようと生き急いでいたように見えます。外国の留学生に日本語を教える仕事をしたこと、スペイン語を習い始めたこと、ピアノのレッスンを受け始めたこと、女子大時代の同級生のグループの古典の勉強会に参加したこと、カトリック教会へのコミットを深めたこと等々、母の生活は能力を超えて忙しいものでした。一見、脈絡なく、むやみに手を広げているように見えて、この時期の母の行動は、一つのつながりを持っているように見えます。カトリック信仰への渇望、古典文学や音楽への憧れ、社会に奉仕したいという思い等々、母のしていたことの一つひとつは、母の少女時代からの夢の実現だったのです。

最初に書いたように、母は五歳と一二歳で両親を失い、帝国大学の学生だった二人の兄と女子大の学生だった姉たちに育てられました。母は、家族の中にロールモデルとすべき大人を知らずに育ち、ある意味、死ぬまで少女のようでした。母のこの時期の日記を読むと、改めて、まるで子どものようだと私は思うのです。しかし、こうした生き方が、認知機能の低下が明らかになってからは、母にとって大きな桎梏となりました。もう少しのんびり暮らしていれば気づかなかったような能力の低下に日々直面するようになったからです。

この時期の終わりに近づいた一九九八年、母は何を思ったかエンディングノートを書き始めました。まるで、これから自分の身に起こることを予感してその準備を始めたかのようです。もちろん、この時期に母がアルツハイマー病の発症を自覚していたということはありません。これはむしろ、やりたかったことに思う存分チャレンジし、それなりの達成感をもってこれから老いの坂道を自分の意思で下っていこうという決意であり、願いでもあったのでしょう。しかし、母はその願いどおり、自分の意思でゆっくりと老いの下り坂をたどることができませんでした。

二〇〇〇年から二〇〇三年までの第二期は、認知症が始まったと考えられるときから、症状がどんどん顕在化していく時期に重なっています。前半の二年、母はなんとかそれまでの生活パターンを維持しようと頑張りますが、後半二年になると、少しずつ、これまでやってきたことを諦めるようになりました。呆けたのではないかと書いてみたり、呆けては大変だと自分を励ましてみたりする記載が増えていきます。もう一度、図2(六三ページ)を見てください。二〇〇二年以降、不調・心配・後悔を表す単語の頻度が急上昇し、それまで拮抗していた感動・幸福・感謝を上回るようになります。このグラフから読み取れるのは、周囲の私たちが次第に明らかになる母の生活上の障害に不安を膨らませていたとき、母も同じように不安を抱き、そうした恐れや苦しみを日記に記し続けたということです。

二〇〇四年から二〇〇八年までの第三期になると、母の交友関係や社会活動はほとんど閉ざされたものになります。認知機能の低下に対する母の抵抗は、そのときどきの散発的なものになりただただ、認知機能の低下とその結果起こる生活の困難に押しまくられるようになりました。

認知症に関連した日記の記載は二〇〇六年にピークを迎え(一七ページ、図1)、その後、低下に転じますが、それは先に書いたとおり、日記の記載が欠落する日が、二〇〇七年以降急速に増えていくからです(一〇七ページ、図3)。二〇〇九年、母が、日記がわりにメモを残した日の六四・三%には、認知機能の低下やそれによる失敗に関する記載があります。この時期になると、母が心の安らぎを覚えるのは、娘、あるいは気を許したお手伝いの方と二人きりで静かに家にいる時間でした。かつては会うのを楽しみにしていた弟の家族との旅行でも、慣れない電車の往復、弟の家族が母のために意を尽くした旅館の広い部屋は母を不安にするだけでした。私は二人でいても、姉妹のように母を和ませることはできませんでしたが、たった一度、庭の草取りをした日の母の安らいだ表情は忘れがたく記憶に留まっています。

二〇〇八年から二〇一一年までの間、母は、ほとんど主体的に自分の意思で自分の生活を送ることができませんでした。しかし、かといって世話を焼いてくれる人に任せきりでのんびりすることもありませんでした。母が遺した言葉は不安に満ちており、断片的な記述が、母の頭の中の混乱と困惑を、かえって鮮明に語っているように思います。こうした状況は、二〇〇八年に老人ホームに入った後も変わりませんでした。特に、夜間、中途覚醒をして周囲の状況を把握できずに不安になっている様は、何度読んでも涙が出てきます。家族と一対一で何もせずに過ごす時間は母を安心させましたが、それも、家族が目の前から去ってしまえば、かえって不安と混乱の種になり、母の気持ちが長く、和らぐときは訪れませんでした。

最期の日々、母には、酸素の吸入も、末梢血管からの水分補給もしませんでしたから、食事ができなくなり呼吸能力が落ちていけば後は時間の問題でした。和光病院のスタッフは、母の身体を快適に保ち、乾いた唇を氷で濡らし、部屋の前を通るたびに声をかけて励ましてくれました。母は、亡くなる前日、夕方に私、夜遅く見舞いに来た妹、最期の朝は弟夫妻に声をかけられてうっすらと目を開きました。母は平安のうちに最期の息を引き取りました。

こういう見送り方に、自信があったわけではありません。母を自分の病院に引き取ってから死に至るまでの数日間、もっと早く、もっと積極的に医療処置を行っておけば、母はもっと長く生きたのではないか、私は母を支えるのに疲れて一番楽なやり方を選んだのではないか、という不安と罪責感を抱えていました。その不安から私を救ってくれたのは、母が遺したエンディングノートに記されていた、病気になってもこれ以上何もするなという指示でした。私は、最後まで頼りにならない息子でしたが、母は死してなお、息子を気遣い庇い、その不孝を許してくれました。

あとがき

「まえがき」に、この本を書く二つの目的を挙げました。一つは、認知症の患者はもの忘れなどの認知機能の低下を理解できないという精神医学の迷信を破ること、もう一つは遠くなりつつある昭和を家族とともに生き、未亡人として平成の時代を生きた一人の女性の言葉を通じて、同時代史を編みたいということでした。最後に、少し視点を変え、息子として、精神科医として、母の行動を規定したものについて考察したいと思います。

母は、しばしば両親の話をしていました。五歳で母を、一二歳で父を失ったのですから、母が物語る両親の思い出は、実際の出来事なのか、おぼろげな記憶に母が脚色したものなのかは判然としません。母が両親に育まれた時間は短いものでしたが、その時間が短かったということを含め、母は両親から大きな影響を受けていました。特に、母を失った後、父と過ごした数年の思い出は、母にとってかけがえのないものでした。父親についての母のイメージは、幼い子どもの目に映った理想的な父親の姿でした。母が生涯愛用した簡野道明の『字源』、大槻文彦の『大言海』は、父親が愛用した辞書です。両親の死後、母を育て、導いたのは、まだ学生だった兄や姉たちでした。普通の家庭であれば、両親を通じて学んだはずの、現実社会とのしがらみを、母は知らずに育ちました。幼い日に家族や、その生い立ちによって母の心にしるされた刻印は、生涯消えることなく、母の晩年の生き方を規定しました。

同時に母の生き方は、母が生き抜いた時代の反映でもありました。母は、青春時代を文字どおり戦争に奪われ、終戦後の自由な空気の恩恵に触れる間もなく家庭に入り、妻として母として期待される役割を演じ続けました。私たち家族の生活は、同じ時代の中産家庭の生活として比較的恵まれたものだったと私は思っていますが、母の心には、いつも、満たされない何かがあったように思います。それはもしかしたら、母の生い立ちから来る、大人になりきれない諦めの悪さによるものであったのかもしれません。

昭和の終わり、夫を亡くし、自由な時間を得た母を突き動かしたのは、失われた青春時代を取り戻したいという思いでした。加えて、母の場合は、その生育史のために、普通なら現実の生活と妥協する過程で色あせていくはずの、幼少期の憧憬がそのまま心の中に残っていて、それが、晩年、やり過ぎではないかと思うほど社会生活を拡大する大きな原動力となりました。

母の最晩年、認知機能の障害が明らかになったとき以降の行動は、アルツハイマー病の脳病理、あるいは脳の加齢性変化という生物学的な要因にも規定されました。当初、母はそれに抵抗して生活を維持しようと奮闘し、やがて、その抵抗が破られ、少しずつ後退を余儀なくされ、最後の数年は自立を保つことも、精神の自律を維持することもできなくなりました。

生い立ちに規定され、時代に規定され、生物学的な変化に規定されてもなお、母は、晩年を自分の意思で生き抜こうと努力しました。母が遺した文字からは、認知症が母の自律を奪った後になっても、なお、なんとかしたいともがき続けた母の思いが伝わってきます。

ことすべて叶うこととは思わねど己が歩みをますぐにゆかむ

老人ホームの母の部屋に遺されたノートに、太い油性ペンで「すべてが叶うこととは思わぬながら、自らの歩みをたがえず進み得るように努めよう。れい子」と書かれた緑色の短冊がはさまれていました。たぶん、亡くなる前年のクリスマスツリーに飾った短冊なのだと思います。母は、クリスマスの後、返してもらった短冊にボールペンで推敲を重ね、自分の思いを右のような短歌にまとめ上げました。何のために作った短冊なのかも覚えていないのに、自分の目の前にある生硬な短文を何とか一首の短歌にしようと努力した営為こそ、母の人生の総決算だったのだと思います。このプロセスを見ていると、自分の歌は理屈ばかりで心が足りないと評されると嘆いていた母の言葉を思い出します。これがおそらく、母が最後に詠んだ歌でした。

私は小学校中学年になるまで、授業中に母が死んだのではないかという不安に襲われることがありました。そうなるといても立ってもいられず、授業が終わるやいなや大急ぎで家に駆け戻りました。越境入学で隣の学区の小学校に通っていた私の家まで、子どもの足で歩くと二〇～三〇分はかかります。私はその距離を息せき切って家に駆け戻りました。記憶しているだけでも、ランドセルを学校に置いたまま、家に駆け戻ったことが三回はありました。家に戻っても門を入ることができません。母が死んでいたらどうしようと思うからです。門のあたりで散々逡巡した挙げ句、家に飛び込み、母が生きているのを確認して安堵していました。

高校二年のとき、父方祖父が亡くなりました。葬儀が終わった後、人目をはばかるように私の父を訪ねてきた客がありました。父の母親の実家の人たちで、墓を改葬した際見つかった、祖父が祖母に贈った指輪を届けに来てくれたのです。実家の墓に遺骨があるということは、父方祖母は齋藤家の墓には入っていないということです。このとき、私は、父の母親は長男を産んだら入籍するという条件で家に入った人で、その長男である父を出産した直後に亡くなったこと、その人の名は菊といい、祖父はその名にちなんで父に菊夫という名前を付けたのだということを知りました。

年が過ぎ、精神科医となって、子どものころの母親の死に関する私の病的な不安、恐怖は、両親の心の中の不安の表れだったのだと思うようになりました。小学生のころの私は、父の生い立ちも、母の生い立ちも知りませんでした。それでも子どもは、父や母の心を受け継ぐもの、見方を変えれば両親の心がいろいろな次元で子どもの心を規定するものだということです。さらに言うなら、私は、中学を卒業するころまで、父と母をヨゼフ様とマリア様に重ねていました。母はいつも優しかったし、寡黙な父はいざとなれば出てきて助けてくれる人でした。こうした両親の理想化は、母の思いとまったく同じです。それは多分、生物学的な遺伝とは別の、心理的な遺伝とでも呼ぶべきものです。それは、生物学的な遺伝と同じように母の行動を規定し、私の心の有り様に強い影響を与えました。私の本棚には『字源』と『大言海』が今も並んでいます。『字源』は新版ですが、『大言海』は母の座右にあった大槻文彦版です。

私は今年、七〇歳になりました。母は、二〇一一年に亡くなったので、二〇一二年に私が松沢病院院長になったことを、もちろん知りません。世の中の評価に奢らず、謙虚に与えられた場所で神様のお望みになる仕事をしろという母の言葉は、私にとって、松沢病院院長として働いた九年間の行動を律する大切な行動規範の一つでした。

昨年、六九歳で松沢病院院長を退官し、残る人生をどう過ごすかを考えたときも、母の教えは大切な指針の一つになりました。そうして、働ける限りは、自分を育て、支えてくれた社会のために求められる場所で働こう、自分の能力に疑問を感じるようになったら静かに身を引こうと決めました。

母の時代にはなかった抗認知症薬が出てくるとはまったく期待していませんが、能力の低下に先回りしながら生活のダウンサイジングを図れば、母よりは楽に過ごせるのではないかと思っています。自由な時代に育った私には、母のようにこれから取り戻したいと思うものがあるわけではありません。目指すところは、最後は静かに老化を受け入れ、「無為にして化す」ということです。

謝辞

私が母の日記と向き合うことができたのは、母の晩年がそれほど悲惨なものではなかった、見方を変えれば、今、私たち家族はそれなりに頑張ったじゃないかと思うことができるからです。朝日幼稚園のお仲間、最後まで古典の勉強会に母を招いてくださった東京女子大学国文科同窓の皆様、母の信仰を支えてくださったカトリック習志野教会の信徒の皆様、短歌の同人の皆様、介護が必要になった後の生活を支えてくださったベネッセくらら用賀のスタッフの皆様、母の最期を静かに看取ってくださった翠会和光病院の石川容子看護部長以下病棟スタッフの皆様はじめ、母の晩年の心を豊かなものにしてくださったすべての方々に心からお礼を申し上げたいと思います。

私の同級生であり友人でもある佐野武がん研有明病院院長には、認知症を発症した後に受けた大きな外科手術について大変お世話になりました。長年の友人であり同僚でもある犬尾英里子松沢病院内科医長には、母のさまざまな身体疾患について、治療の方針に悩むたびに、的確なアドバイスをいただきました。同じく、松田修上智大学教授とその教え子である紫藤恵美さん、相沢亜由美さんには、母の認知機能の評価とその後のリハビリテーション、さらには母と私たち家族のコミュニケーションの支援までをしていただきました。

この本が、こういう形で出版できたのは、岩波書店猿山直美さんのおかげです。出版不況が言われる今日、私のわがままを通し、この本が、私の意図に近い形で出版されるようにご尽力いただきました。長年私の秘書をしてくださっている鈴木真理子さんには、原稿の書き始めから完成までのすべての段階で、的確な助言をいただきました。お二人の助力なくして、私の原稿が本になることはなかっただろうと思います。

最後に、私の妻、弟とその家族、妹とともに、この本を、感謝を込めて、亡き母の霊前にささげたいと思います。

齋藤正彦

二〇二二年八月

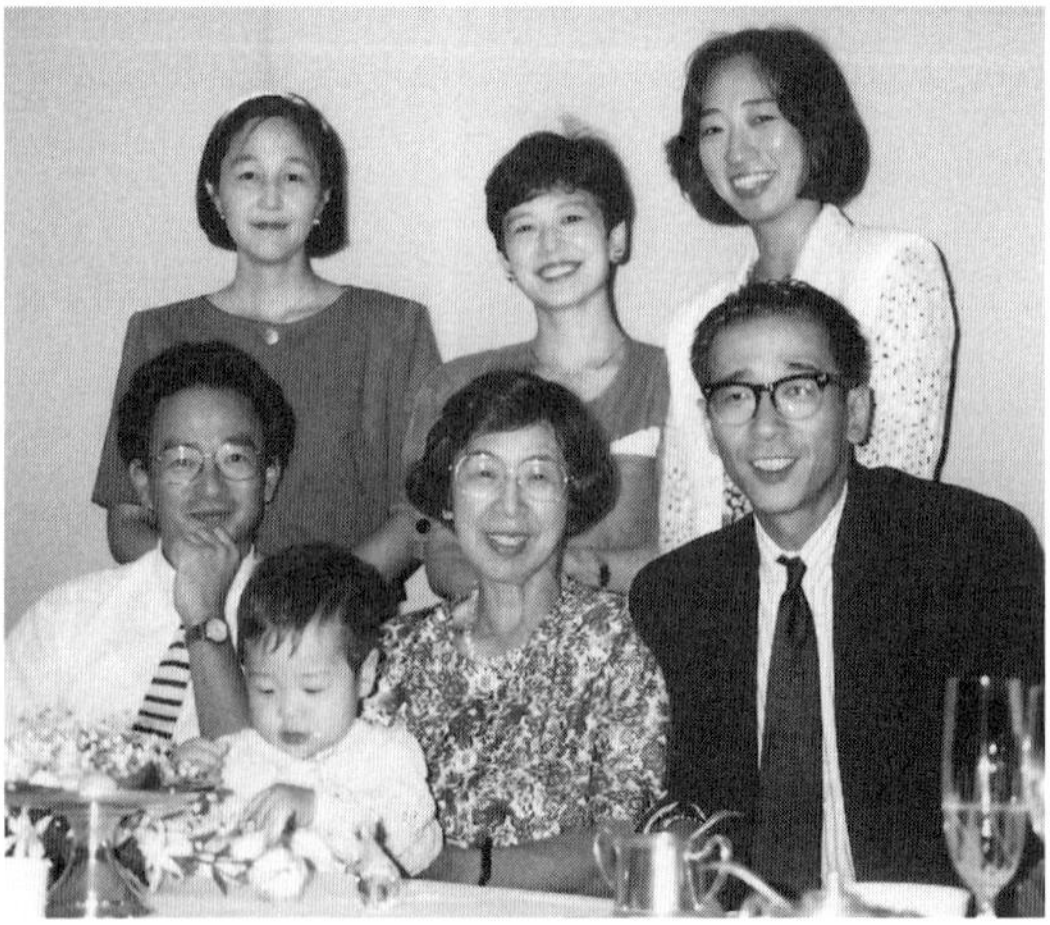

『藤の花房』出版祝いの家族写真.
前列中央が母，左端が著者(1993 年)

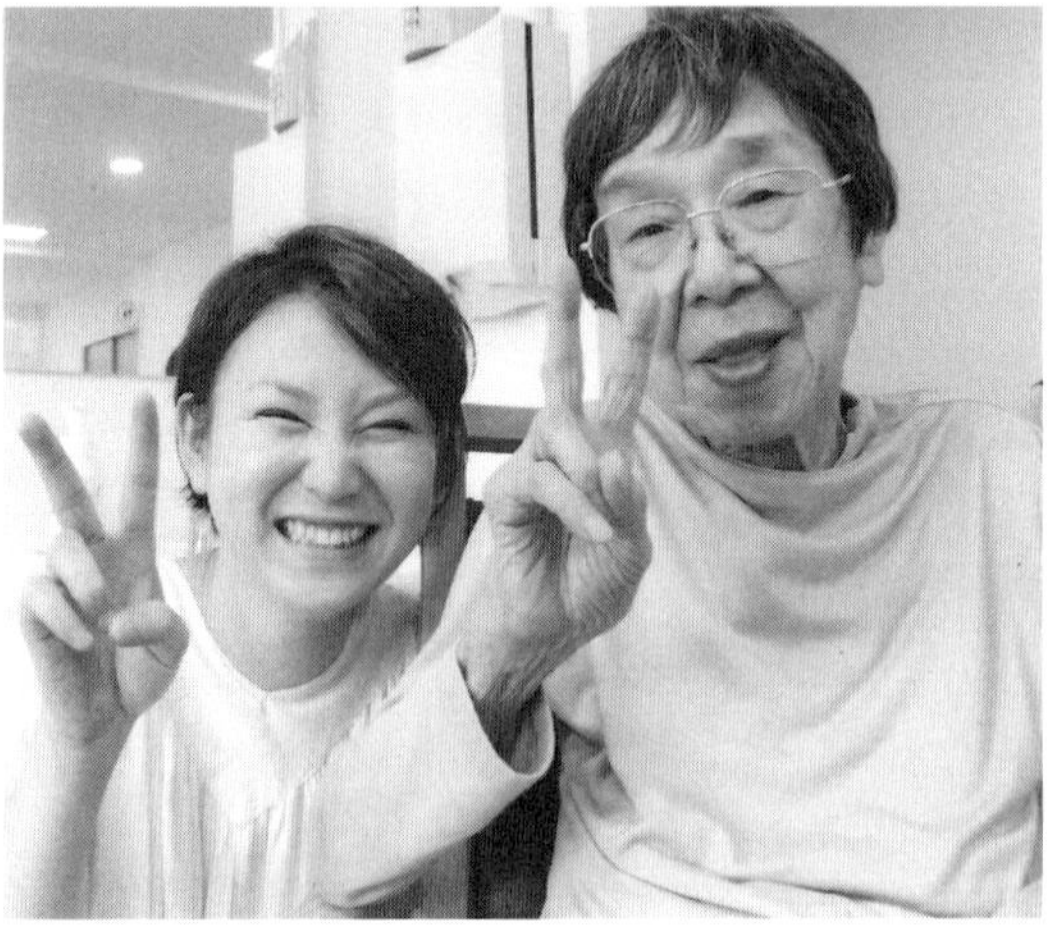

母(右). 老人ホームにて紫藤恵美さんと(2010 年)

齋藤正彦

1952年生まれ．東京大学医学部卒業．都立松沢病院精神科医員，東京大学医学部精神医学教室講師，慶成会青梅慶友病院副院長，慶成会よみうりランド慶友病院副院長，翠会和光病院院長などを経て，2012年都立松沢病院院長，21年から同病院名誉院長．医学博士，精神保健指定医．主な研究テーマは老年期認知症の医療・介護，高齢者の意思能力，行為能力に関する司法判断．
著書に『都立松沢病院の挑戦』(岩波書店)，『親の「ぼけ」に気づいたら』(文春新書)，監修に『家族の認知症に気づいて支える本』(小学館)，編著書に「講座 精神疾患の臨床」『第7巻 地域精神医療 リエゾン精神医療 精神科救急医療』(中山書店)，『松沢病院発！ 精神科病院のCOVID-19感染症対策』(新興医学出版社)，『認知症医療・ケアのフロンティア』(日本評論社)，『私たちの医療倫理が試されるとき』(ワールドプランニング)などがある．

アルツハイマー病になった母がみた世界
——ことすべて叶うこととは思わねど

2022年11月8日 第1刷発行
2023年3月15日 第4刷発行

著　者　齋藤正彦《さいとうまさひこ》

発行者　坂本政謙

発行所　株式会社 岩波書店
〒101-8002 東京都千代田区一ツ橋2-5-5
電話案内 03-5210-4000
https://www.iwanami.co.jp/

印刷・三陽社　カバー・半七印刷　製本・松岳社

ISBN 978-4-00-061565-5　Printed in Japan

都立松沢病院の挑戦
——人生100年時代の精神医療
齋藤正彦
四六判一八二頁
定価一九八〇円

母の前で
ピエール・パシェ
根本美作子 訳
四六判二二二頁
定価二六四〇円

ああ認知症家族
——つながれば、希望が見えてくる
高見国生
B6判一七四頁
定価一七六〇円

精神病院のない社会をめざして
バザーリア伝
M・ザネッティ
F・パルメジャーニ
鈴木鉄忠
大内紀彦 訳
四六判二四六頁
定価二九七〇円

災害看護と心のケア
——福島「なごみ」の挑戦
米倉一磨
四六判一八六頁
定価二二〇〇円

岩波書店刊

定価は消費税 10% 込です
2023 年 3 月現在